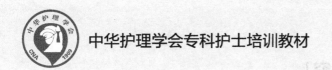

中华护理学会专科护士培训教材

专科护士培训大纲

总主编　吴欣娟

主　编　吴欣娟　丁炎明

副主编　路　潜　王艳玲　郭爱敏

人民卫生出版社
·北京·

图书在版编目（CIP）数据

专科护士培训大纲 / 吴欣娟，丁炎明主编 . —北京：
人民卫生出版社，2021.5（2024.10重印）
中华护理学会专科护士培训教材
ISBN 978-7-117-31457-2

Ⅰ.①专…　Ⅱ.①吴…　②丁…　Ⅲ.①护理学-技术
培训-教材　Ⅳ.①R47

中国版本图书馆 CIP 数据核字（2021）第 065209 号

人卫智网　**www.ipmph.com**	医学教育、学术、考试、健康，购书智慧智能综合服务平台	
人卫官网　**www.pmph.com**	人卫官方资讯发布平台	

中华护理学会专科护士培训教材
——专科护士培训大纲
Zhonghua Hulixuehui Zhuanke Hushi Peixun Jiaocai
——Zhuanke Hushi Peixun Dagang

主　　编：吴欣娟　丁炎明
出版发行：人民卫生出版社（中继线 010-59780011）
地　　址：北京市朝阳区潘家园南里 19 号
邮　　编：100021
E - mail：pmph @ pmph.com
购书热线：010-59787592　010-59787584　010-65264830
印　　刷：北京铭成印刷有限公司
经　　销：新华书店
开　　本：787 × 1092　1/16　　印张：8.5
字　　数：207 千字
版　　次：2021 年 5 月第 1 版
印　　次：2024 年 10 月第 2 次印刷
标准书号：ISBN 978-7-117-31457-2
定　　价：39.00 元
打击盗版举报电话：010-59787491　E-mail：WQ @ pmph.com
质量问题联系电话：010-59787234　E-mail：zhiliang @ pmph.com

编 者

（按姓氏笔画排序）

丁炎明（北京大学第一医院）

于　媛（中国医学科学院肿瘤医院）

马　莉（北京大学第六医院）

马志芳（中国人民解放军总医院第一医学中心）

王　飒（浙江大学医学院附属第二医院）

王　爽（首都医科大学附属北京世纪坛医院）

王艳玲（首都医科大学护理学院）

王影新（北京大学第一医院）

田君叶（北京大学第一医院）

向　晶（中国人民解放军总医院第一医学中心）

刘颖青（首都医科大学附属北京朝阳医院）

安凤荣（首都医科大学附属北京安定医院）

许冬梅（北京回龙观医院）

孙　红（北京医院）

孙　红（北京协和医院）

杨　红（北京大学肿瘤医院）

吴欣娟（北京协和医院）

吴晓英（北京大学人民医院）

张雪静（首都医科大学附属北京朝阳医院）

张静平（中南大学护理学院）

陆宇晗（北京大学肿瘤医院）

陈水红（浙江大学医学院附属第二医院）

陈肖敏（浙江省人民医院）

邵　静（北京回龙观医院）

金静芬（浙江大学医学院附属第二医院）

周文华（北京协和医院）

封秀琴（浙江大学医学院附属第二医院）

郝云霞（中国医学科学院阜外医院）

胡雪慧（空军军医大学第一附属医院）

柳学华（北京大学第六医院）

姜　梅（首都医科大学附属北京妇产医院）

夏京华（北京协和医院）

徐　波（中国医学科学院肿瘤医院）

高兴莲（华中科技大学同济医学院附属协和医院）

郭　莉（北京大学第三医院）

郭爱敏（北京协和医学院护理学院）

曹立云（北京大学第一医院）

常后婵（广东省人民医院）

符　霞（广东省人民医院）

葛宝兰（北京大学第三医院）

路　潜（北京大学护理学院）

蔡卫新（首都医科大学附属北京天坛医院）

穆　莉（北京大学第一医院）

檀　敏（北京大学人民医院）

前 言

随着"健康中国"战略的持续推进,我国健康领域成就显著,人民群众健康意识逐步增强,健康水平稳步提升。护理工作是卫生健康事业的重要组成部分,与人民群众的健康利益和生命安全密切相关。护理工作者作为医疗卫生保健体系的重要力量,在满足人民群众生理、心理、社会的整体需求方面发挥着重要作用。加强护理队伍建设、促进护理事业发展是实施"健康中国"战略的重要内容,也是建立覆盖全人群、全生命周期卫生健康服务体系的客观要求。

伴随现代医学的发展,护理学已成为独立的一级学科,护理工作范畴随之发生了巨大转变,对护士队伍的专业能力和综合素质提出了更高的要求。《全国护理事业发展规划(2016—2020年)》中明确指出,要加强护士队伍建设,建立护士培训机制,加大专科护士培养力度,提高专科护理水平。护理专科化已成为新时期护理发展的大趋势,专科护士培养成为护理发展的重要内容。

在国家相关政策的指引下,全国各地积极开展专科护士的培养与认证工作,逐步探索适合我国国情的专科护士培养方案,积极培养专科护理人才。为进一步规范专科护士培训工作,加强培训项目的标准化管理,中华护理学会组织相关专业委员会共同制订了《专科护士培训大纲》,希望能够指导各专业委员会规范培训目标及培训内容,同时为全国专科护士培养提供参考。本书由我国护理专业领域多位知名专家共同编写,紧密结合护理专业发展需要,涉及重症、手术室、肿瘤、助产、血液净化、精神卫生、急诊共7个专科领域,包括通科理论、专科理论、专科临床实践3个部分,内容结合专科护士的核心能力,涵盖了护理人文、护理管理、护理教育、护理科研及专科护理理论与实践等方面,力求培训内容清晰,培训目标明确,突出科学性,注重实用性。

本书在编写过程中,得到了各级领导和专家的高度重视和鼎力支持,在此表示诚挚的感谢!书中不足之处恳请各位读者、专家提出宝贵意见。我们衷心期望本书的出版能够推动我国专科护士培训规范化、标准化、同质化发展,促进专科护士培训质量的提升。

吴欣娟　丁炎明

2020 年 12 月

目 录

总　　论

为进一步规范专科护士培训工作,加强培训项目的标准化管理,中华护理学会逐步建立专科护士培训体系,完善培训制度,以核心胜任力为依据制订通科培训大纲和专科培训大纲框架,组织相关专业委员会共同制订《专科护士培训大纲》,希望能够指导及规范全国专科护士培训,推动专科护士培训规范化、标准化、同质化发展,提升我国专科护士培训质量。

一、培训内容

专科护士培训包括理论知识讲授和临床实践两部分。

二、课程结构

1. 理论知识讲授　理论知识分为通科理论知识和专科理论知识两部分。通科理论知识占理论知识讲授总学时的 20%,专科理论知识占理论知识讲授总学时的 80%。以 1 个月理论课为例,理论总学时数为 160 学时,其中通科理论部分为 32 学时,专科理论部分为 128 学时。

（1）通科理论知识:旨在培养专科护士基本专业发展能力,主要内容包括专科护理发展、护理伦理、人文关怀与人文护理、护理管理、临床护理教学、护理研究等。此部分培训大纲由中华护理学会继续教育工作委员会统一制订,详见本书第一部分。

（2）专科理论知识:旨在提升专科护士专科领域的护理能力,培训内容由各专业委员会按照中华护理学会统一的理论课程框架进行制订,详见本书第二部分。

2. 临床实践　包括专科评估、专科诊断、临床决策、专科技能、教育咨询、多学科合作等方面的训练,旨在培养专科护士将理论与临床实践相结合,灵活运用所学理论知识的能力。此部分由各专业委员会按照中华护理学会统一的实践课程框架进行制订,详见本书第三部分。

三、评价方法

考核评价涉及专科能力、教学能力、科研能力 3 个维度的考核。其中,专科能力考核采用理论闭卷考试（通科 20%+ 专科 80%）和专科操作考核两者结合的方式,教学能力考核采用学员讲课的方式,科研能力考核采用个案报告、综述、开题报告等方式。理论考核在理论培训结束后、临床实践开始前完成,专科操作、教学及科研能力考核在临床实践阶段完成。每个考核项目满分为 100 分,原则上理论考核、讲课、个案报告、综述或开题报告等成绩≥60分为合格,专科操作考核成绩≥80 分为合格。

第一部分　通科理论培训大纲

一、适用人群

各专科领域专科护士。

二、教学时数

总学时 32 学时。其中,理论讲授 24 学时,实践 8 学时。

三、培训目标

完成培训后,学员能够:

（一）识记

1. 专科护士的角色定位、职能与核心能力。
2. 护理伦理的基本概念与原则。
3. 人文关怀与人文护理的基本概念。
4. 沟通的基本概念。
5. 护理管理的基本概念。
6. 临床护理教学的基本概念。
7. 护理研究的基本概念。

（二）理解

1. 专科护理的发展历史沿革与现况。
2. 护理伦理决策与专科护理实践中常见的伦理问题。
3. 人文关怀与人文护理相关理论。
4. 影响沟通的相关因素。
5. 护理管理相关理论与方法。
6. 护理教学相关理论与方法。
7. 常用护理研究方法与设计。

（三）运用

1. 在专科护理实践中应用相关伦理理论与准则。
2. 在专科护理实践中体现人文关怀精神。
3. 在专科护理实践中有效应用沟通技巧。
4. 在专科护理实践中应用管理学相关理论。
5. 组织一次专科护理授课或病人健康教育讲座。
6. 完成一项个案报告、文献综述或开题报告。

四、教学方法

1. 课堂讲授。
2. 小组讨论。
3. 角色扮演。
4. 情景模拟等。

五、评价方法

通科理论闭卷考试部分占理论考核总成绩的 20%。理论考核总成绩为 100 分，≥60 分为合格。授课、个案报告、开题报告或综述等在专科实践阶段完成，单独设为 100 分，≥60 分为合格。

六、教材及主要参考资料

1. 吴欣娟，王艳梅．护理管理学［M］．4 版．北京：人民卫生出版社，2017.
2. 叶文琴，徐筱萍，徐丽华．现代医院护理管理学［M］．2 版．北京：人民卫生出版社，2017.
3. 姜安丽，段志光．护理教育学［M］．4 版．北京：人民卫生出版社，2017.
4. 胡雁，王志稳．护理研究［M］．5 版．北京：人民卫生出版社，2017.
5. 姜小鹰，李继平．护理管理理论与实践［M］．2 版．北京：人民卫生出版社，2018.
6. 李秀华，孙红．专科护理导论［M］．北京：人民卫生出版社，2018.
7. 胡雁，郝玉芳．循证护理学［M］．2 版．北京：人民卫生出版社，2018.
8. 护理学相关领域核心期刊。

七、教学进度表

培训模块	培训内容	授课学时	实践学时	总学时
一、专科发展	1. 专科护理发展	2	0	2
二、护理人文	2. 护理伦理	1	0	4
	3. 人文关怀与人文护理	2	0	
	4. 沟通方法与技巧	1	0	
三、护理管理	5. 护理管理概述	1	0	6
	6. 临床护理管理	2	2	
	7. 护理实践中的领导力	1	0	
四、护理教学	8. 护理教学方法	2	0	8
	9. 护理教学设计	2	2	
	10. 护理教学评价	2	0	

续表

培训模块	培训内容	授课学时	实践学时	总学时
五、护理研究	11. 文献检索与评阅	2	0	12
	12. 科研设计基本方法	2	0	
	13. 护理论文撰写	2	4	
	14. 证据总结与应用	2	0	
合计		24	8	32

八、授课计划

模块一 专 科 发 展

题目 1 专科护理发展

【学时】 2 学时。

【培训目标】 完成本内容学习后,学员能够:

1. 描述护理学科发展现状与专科护理发展沿革。

2. 列举专科护士的角色定位、职能与核心能力要求。

3. 复述国内外专科护士培养与使用现况。

【主要内容】

1. 护理学科发展现状与专科护理发展沿革。

2. 专科护士的相关概念、角色定位与核心能力。

3. 国内外专科护士的培养与使用。

【教学方法】 课堂讲授、讨论。

模块二 护 理 人 文

题目 2 护 理 伦 理

【学时】 1 学时。

【培训目标】 完成本内容学习后,学员能够:

1. 复述护理伦理学的概念。

2. 举例说明护理伦理的基本原则。

3. 列举护患冲突的常见因素和化解原则。

4. 分析护理伦理的难题。

5. 讨论护理伦理的相关决策。

【主要内容】

1. 护理伦理学概述。

2. 常见的护患冲突和化解原则。

3. 护理伦理难题。

4. 护理伦理决策。

【教学方法】 课堂讲授、小组讨论、角色扮演、情景模拟等。

题目3　人文关怀与人文护理

【学时】 2学时。

【培训目标】 完成本内容学习后,学员能够:

1. 复述人文关怀的基本概念。

2. 分析人文忧患与人文回归。

3. 列举人文关怀的影响因素与相关对策。

4. 将人文关怀理念应用到临床护理实践。

【主要内容】

1. 人文关怀的相关概念。

2. 人文忧患与人文回归。

3. 人文关怀的影响因素与相关对策。

4. 人文关怀的临床实践。

【教学方法】 课堂讲授、小组讨论、角色扮演、情景模拟。

题目4　沟通方法与技巧

【学时】 1学时。

【培训目标】 完成本内容学习后,学员能够:

1. 复述人际交往的基本概念。

2. 分析人际沟通的影响因素。

3. 在专科护理实践中应用人际沟通的技巧。

【主要内容】

1. 人际交往的定义。

2. 自我知觉和他人知觉。

3. 专业性人际交往。

4. 人际沟通的影响因素与技巧。

【教学方法】 课堂讲授、小组讨论。

模块三　护　理　管　理

题目5　护理管理概述

【学时】 1学时。

【培训目标】 完成本内容学习后,学员能够:

1. 复述管理学的概念与相关理论的发展。

2. 复述护理管理的基本概念、基本内容与范畴。

3. 应用管理理论指导临床护理实践。

【主要内容】

1. 管理学的概念与相关理论的发展。

2. 护理管理的概念、基本内容与范畴。

3. 护理管理在专科护理实践中的意义。

4. 管理理论在临床护理实践中的应用。

【教学方法】 课堂讲授、讨论。

题目6　临床护理管理

【学时】 4学时（理论：2学时；实践：2学时）。

【培训目标】 完成本内容学习后，学员能够：

1. 列举护理质量管理的基本原则。

2. 叙述病人安全与风险管理的常用策略。

3. 在专科护理实践中应用质量管理的工具与方法。

4. 列举专科领域中护理质量评价指标。

5. 阐述医院感染控制的关键环节。

6. 应用感染管理技能指导专科护理实践。

【主要内容】

1. 护理质量管理的基本原则。

2. 病人安全与风险管理的常用策略。

3. 质量管理的工具与方法。

4. 护理质量评价体系与指标。

5. 医院感染控制的关键环节与必备技能。

【教学方法】 课堂讲授、小组讨论、管理实践。

题目7　护理实践中的领导力

【学时】 1学时。

【培训目标】 完成本内容学习后，学员能够：

1. 复述领导、领导者、领导力的概念。

2. 列举领导者与管理者的异同。

3. 列举护理领导力的内涵与构成。

4. 复述领导理论以及激励理论的核心观点。

5. 应用领导力相关理论指导专科护理实践。

【主要内容】

1. 领导、领导者、领导力的概念。

2. 领导者与管理者区别。

3. 护理领导力的内涵与构成。

4. 领导理论以及激励理论的核心观点。

5. 领导力在专科护理发展中的应用。

【教学方法】 课堂讲授、讨论。

模块四 护理教学

题目8 护理教学方法

【学时】 2学时。

【培训目标】 完成本内容学习后,学员能够:

1. 列举常用教学方法的类型。

2. 分析护理教学基本方法的优缺点及注意事项。

3. 在临床护理教学中应用相应方法与技巧。

4. 在专科实践中应用病人教育方法并进行效果评价。

【主要内容】

1. 教学方法概述。

2. 护理教学基本方法及注意事项。

3. 临床护理教学中常用方法与技巧。

4. 病人教育的常用方法与效果评价。

【教学方法】 课堂讲授、小组讨论。

题目9 护理教学设计

【学时】 4学时(理论:2学时;实践:2学时)。

【培训目标】 完成本内容学习后,学员能够:

1. 阐述教学设计的概念与特点。

2. 列出护理教学设计的关键环节与注意事项。

3. 利用教学设计的相关策略组织一次专科讲课。

【主要内容】

1. 教学设计的概述。

2. 教学设计中的关键环节与注意事项。

3. 教学设计的具体策略。

【教学方法】 课堂讲授、小组讨论、教学实践。

题目10 护理教学评价

【学时】 2学时。

【培训目标】 完成本内容学习后,学员能够:

1. 复述教育评估与评价的相关概念与关系。

2. 列举教育评估的分类与标准。

3. 列举教学评价的类型。

4. 列举教学评价的方法。

5. 复述教师评价的方法。

【**主要内容**】

1. 教育评估与评价发展历程。

2. 教育评估与评价的相关概念与关系。

3. 临床护理教学常用的评价方法。

4. 临床教师的评价。

【**教学方法**】　课堂讲授、小组讨论。

模块五　护理研究

题目 11　文献检索与评阅

【**学时**】　2 学时。

【**培训目标**】　完成本内容学习后,学员能够:

1. 列举文献的类型。

2. 叙述文献检索的方法与途径。

3. 复述文献的整理方法。

4. 应用常用中英文文献检索数据库。

5. 列举论文的基本结构和评价要点。

【**主要内容**】

1. 文献的类型。

2. 文献检索的方法与途径。

3. 文献的整理与利用。

4. 常用中英文文献检索数据库及基本使用方法。

5. 常见类型论文的基本结构和评价要点。

【**教学方法**】　课堂讲授、小组讨论。

题目 12　科研设计基本方法

【**学时**】　2 学时。

【**教学目标**】　完成本内容学习后,学员能够:

1. 列举常用科研设计类型。

2. 描述研究设计的基本要素。

3. 比较不同类型的研究设计的特点。

【**主要内容**】

1. 科研设计概述。

2. 研究设计的基本要素。

3. 不同类型的研究设计及设计的基本要素。

【**教学方法**】　课堂讲授、小组讨论。

题目 13　护理论文撰写

【**学时**】　6 学时(理论:2 学时;实践:4 学时)。

【培训目标】 完成本内容学习后,学员能够:

1. 列举常见论文的类型。

2. 描述不同类型论文的撰写要求及注意事项。

3. 完成一份个案报告、文献综述或开题报告。

【主要内容】

1. 常见护理论文的类型。

2. 不同类型论文的撰写要求及注意事项。

【教学方法】 课堂讲授、小组讨论、科研实践。

题目 14 证据总结与应用

【学时】 2学时。

【培训目标】 完成本内容学习后,学员能够:

1. 复述循证护理基本概念及步骤。

2. 描述证据总结的步骤。

3. 列举证据临床应用的步骤和方法。

4. 在专科护理实践中应用相关证据。

【主要内容】

1. 循证护理的概述。

2. 证据总结的构建。

3. 证据临床应用的步骤和方法。

4. 证据临床应用的实例分析。

【教学方法】 课堂讲授、小组讨论。

(丁炎明 路潜 郭爱敏 王艳玲 孙红[1] 孙红[2] 郝云霞
陆宇晗 蔡卫新 张静平 胡雪慧 田君叶)

注:本书孙红[1]单位为北京医院,孙红[2]单位为北京协和医院。

第二部分　专科理论培训大纲

重症专科护士理论培训大纲

一、适用人群

重症专科护士。

二、教学时数

总学时:128 学时。

三、培训目标

完成培训后,学员能够:

（一）识记

1. 重症医学科常见疾病的病因及病理生理改变。
2. 水电解质紊乱、酸碱失衡的病因与机制。
3. 各脏器功能监测技术的原理。
4. 各类监测仪器、抢救治疗仪器的应用原理。

（二）理解

1. 重症医学、重症护理学的发展及工作范畴。
2. 重症医学科常见疾病的临床评估及判断。
3. 各脏器功能监测技术的临床意义及观察重点。
4. 各脏器功能不全与功能衰竭的治疗方法。
5. 各类监测仪器、抢救治疗仪器在临床应用中的观察要点。

（三）应用

1. 为重症病人进行正确的护理评估。
2. 为重症病人实施正确、有效的治疗与护理。
3. 为重症病人实施急救及护理。
4. 为重症病人实施监测与护理。
5. 正确使用各类监测仪器、抢救治疗仪器,准确识别报警并给予判断和处理。
6. 为重症病人实施有效预防院内感染的措施。

四、教学方法

1. 课堂讲授。
2. 小组讨论。
3. 播放相关操作视频。
4. 情景模拟。
5. 角色扮演等。

五、评价方法

采用闭卷理论考试,专科理论占理论考核总成绩的80%,理论考核总成绩为100分,≥60分为合格。

六、教材及主要参考资料

1. 杨辉.新编重症常用护理操作指南[M].北京:人民卫生出版社,2015.
2. DOUG E, LEANNE A, WENDY C. ACCCN重症护理[M].2版.李庆印,左选琴,译.北京:人民军医出版社,2016.
3. 刘芳,杨莘.神经内科重症护理手册[M].北京:人民卫生出版社,2017.
4. 李庆印,陈永强.重症专科护理[M].北京:人民卫生出版社,2018.
5. 刘大为,邱海波,严静.中国重症医学专科资质培训教材[M].北京:人民卫生出版社,2019.
6. 护理或重症专科领域指南、专家共识、核心期刊。

七、教学进度表

培训模块	培训内容	授课学时	实践学时	总学时
一、重症护理学概论及重症护理基础知识	1. 重症护理学发展与工作范畴	3	—	26
	2. 重症病人护理评估与基础护理	5	—	
	3. 重症病人的转运与早期康复运动	3	—	
	4. 水电解质、酸碱平衡管理	4	—	
	5. 重症病人的镇痛、镇静与谵妄管理	3	—	
	6. 重症病人的营养支持	3	—	
	7. 重症病人的临终护理与器官捐赠	2	—	
	8. 医院感染预防与控制	3	—	

续表

培训模块	培训内容	授课学时	实践学时	总学时
二、重症病人常见疾病护理与监测技术	9. 呼吸系统疾病护理与监测技术	30	—	91
	10. 心血管系统疾病护理与监测技术	24	—	
	11. 神经系统疾病护理与监测技术	12	—	
	12. 消化系统疾病护理与监测技术	6	—	
	13. 泌尿系统疾病护理与监测技术	8	—	
	14. 脓毒症及相关并发症的护理	2	—	
	15. 弥散性血管内凝血的护理	2	—	
	16. 危象病人的护理	4	—	
	17. 创伤病人的护理	3	—	
三、特殊重症病人的护理	18. 重症孕产妇的护理	2	—	5
	19. 儿科重症病人的护理	3	—	
四、与环境及理化因素相关的重症病人的护理	20. 热射病与低温症	3	—	6
	21. 镇静催眠类药物中毒	3	—	
合计		128	0	128

八、授课计划

模块一　重症护理学概论及重症护理基础知识

题目 1　重症护理学发展与工作范畴

【学时】 3 学时。

【培训目标】 完成本内容学习后,学员能够:

1. 描述重症护理学的概念。

2. 阐述重症护理学的发展和工作范畴。

【主要内容】

1. 重症医学、重症护理学的概念。

2. 重症医学、重症护理学的发展和工作范畴。

【教学方法】 课堂讲授、小组讨论。

题目 2　重症病人护理评估与基础护理

【学时】 5 学时。

【培训目标】 完成本内容学习后,学员能够:

1. 叙述重症病人基础护理评估的主要内容。
2. 陈述重症病人基础护理要点。
3. 运用重症病人基础护理措施。

【主要内容】

1. 重症病人的基础护理评估。
2. 重症病人的基础护理措施要点。

【教学方法】 课堂讲授、小组讨论。

题目3 重症病人的转运与早期康复运动

【学时】 3学时。

【培训目标】 完成本内容学习后,学员能够:

1. 阐述转运前、转运后的重点评估内容。
2. 复述重症病人转运流程、转运中的注意事项及观察要点。
3. 描述重症监护室(ICU)获得性衰弱的基本概念。
4. 陈述早期康复运动启动和暂停的指征。
5. 运用针对性的早期康复运动方案。

【主要内容】

1. 重症病人转运前后的重点评估内容、转运流程及观察要点。
2. ICU获得性衰弱。
3. 重症病人早期康复运动的意义。
4. 重症病人早期康复运动的评估要点,启动与暂停的指征。
5. 重症病人早期康复运动的实施方案。

【教学方法】 课堂讲授、小组讨论、视频。

题目4 水电解质、酸碱平衡管理

【学时】 4学时。

【培训目标】 完成本内容学习后,学员能够:

1. 复述水电解质、酸碱平衡的基本概念。
2. 识别水电解质、酸碱失衡的临床表现。
3. 运用水电解质、酸碱失衡的处理措施。

【主要内容】

1. 水电解质、酸碱平衡的概念。
2. 水电解质紊乱的病因、发病机制和临床表现。
3. 酸碱失衡的病因、发病机制和临床表现。
4. 水电解质紊乱、酸碱失衡的治疗及护理措施。

【教学方法】 课堂讲授、小组讨论。

题目5 重症病人的镇痛、镇静与谵妄管理

【学时】 3学时。

【培训目标】 完成本内容学习后,学员能够:

1. 复述重症病人常用镇痛、镇静药物的种类与药理作用。

2. 阐述镇痛、镇静的评估及护理要点。

3. 运用镇静病人每日唤醒计划及浅镇静策略。

4. 运用重症病人谵妄的评估工具为病人提供护理。

【主要内容】

1. 重症病人常用镇痛、镇静药物及其药理作用。

2. 重症病人镇静与躁动的主观与客观评估。

3. 重症病人镇痛、镇静治疗时的观察要点。

4. 镇静病人每日唤醒计划及浅镇静策略。

5. 重症病人发生谵妄的原因、评估与护理。

【教学方法】 课堂讲授、小组讨论、视频。

题目6　重症病人的营养支持

【学时】 3学时。

【培训目标】 完成本内容学习后,学员能够:

1. 列举重症病人常用的营养支持类型。

2. 评估重症病人营养状态。

3. 描述肠内、肠外营养支持的常见并发症及护理措施。

【主要内容】

1. 重症病人常用的营养支持方式。

2. 重症病人营养筛查与营养评定方法。

3. 肠内营养支持、肠外营养支持的途径、常见并发症与护理措施。

【教学方法】 课堂讲授、小组讨论。

题目7　重症病人的临终护理与器官捐赠

【学时】 2学时。

【培训目标】 完成本内容学习后,学员能够:

1. 叙述重症病人的临终护理措施。

2. 复述器官捐献的工作流程。

【主要内容】

1. 临终关怀的要点及护理措施。

2. 器官捐献的概念与意义。

3. 器官捐献的流程。

【教学方法】 课堂讲授、小组讨论。

题目8　医院感染预防与控制

【学时】 3学时。

【培训目标】 完成本内容学习后,学员能够:

1. 列举重症病人发生医院感染的原因及危险因素。

2. 列举环境 / 仪器表面清洁与消毒的具体措施。

3. 运用导管相关性血流感染、呼吸机相关性肺炎、导尿管相关性感染的预防与控制措施。

4. 运用多重耐药菌感染的预防与控制措施。

【主要内容】

1. 医院感染的概念及发生原因、类型、危险因素。

2. 环境 / 仪器表面清洁与消毒。

3. 导管相关性血流感染的预防与控制措施。

4. 呼吸机相关性肺炎的预防与控制措施。

5. 导尿管相关性感染的预防与控制措施。

6. 多重耐药菌感染的预防与控制措施。

【教学方法】 课堂讲授、小组讨论。

模块二　重症病人常见疾病护理与监测技术

题目 9　呼吸系统疾病护理与监测技术

【学时】 30 学时。

【培训目标】 完成本内容学习后,学员能够:

1. 复述呼吸系统重症疾病的病因、发生机制和治疗原则。

2. 阐述呼吸系统重症疾病的观察要点、护理措施。

3. 识记呼吸功能监测方法及意义。

4. 运用呼吸功能监测方法为重症病人实施临床观察。

5. 正确运用高流量吸氧装置、无创呼吸机、有创呼吸机为病人提供有效护理。

【主要内容】

1. 呼吸系统重症疾病的病因及发生机制。

2. 呼吸系统重症疾病的治疗原则及观察要点。

3. 呼吸系统重症疾病的护理评估及护理措施。

4. 呼吸功能监测方法、各项指标及临床意义。

5. 高流量吸氧装置、无创呼吸机、有创呼吸机等氧疗装置的使用。

【教学方法】 课堂讲授、小组讨论、视频。

题目 10　心血管系统疾病护理与监测技术

【学时】 24 学时。

【培训目标】 完成本内容学习后,学员能够:

1. 阐述心血管系统重症疾病的病因、发生机制和治疗原则。

2. 描述心血管系统重症疾病的观察要点及护理措施。

3. 列举常见心血管系统监测方法、各项指标及临床意义。

4. 复述心血管系统监测中的观察要点。

5. 运用心血管监测技术为心血管系统重症疾病病人实施临床监测。

【主要内容】

1. 心血管系统重症疾病的分类、病因及发病机制。

2. 心血管系统重症疾病的观察要点、治疗原则。

3. 心血管系统重症疾病的临床评估和护理措施。

4. 常见心血管系统监测技术、各项指标及临床意义。

【教学方法】 课堂讲授、小组讨论。

题目 11　神经系统疾病护理与监测技术

【学时】 12 学时。

【培训目标】 完成本内容学习后,学员能够:

1. 阐述神经系统重症疾病的病因、发生机制和治疗原则。

2. 描述神经系统重症疾病的观察要点及护理措施。

3. 列举常见神经系统监测方法、指标及临床意义。

4. 复述神经系统监测中的观察要点。

5. 运用神经系统监测技术为神经系统重症疾病病人实施临床监测。

【主要内容】

1. 神经系统重症疾病的病因、发生机制和治疗原则。

2. 神经系统重症疾病的观察要点及护理措施。

3. 神经系统重症疾病病人临床监测和观察要点。

4. 常见神经系统监测方法、指标及临床意义。

【教学方法】 课堂讲授、小组讨论。

题目 12　消化系统疾病护理与监测技术

【学时】 6 学时。

【培训目标】 完成本内容学习后,学员能够:

1. 复述消化系统重症疾病的分类及治疗原则。

2. 描述消化系统重症疾病的观察重点及护理措施。

3. 列举消化系统监测方法、指标及临床意义。

4. 运用消化系统监测技术为消化系统重症疾病病人实施临床监测。

【主要内容】

1. 消化系统重症疾病的分类及治疗原则。

2. 消化系统重症疾病观察重点及护理措施。

3. 消化系统监测方法、指标及临床意义。

【教学方法】 课堂讲授、小组讨论。

题目 13　泌尿系统疾病护理与监测技术

【学时】 8 学时。

【培训目标】 完成本内容学习后,学员能够:

1. 复述泌尿系统重症疾病的分类、监测要点及治疗原则。
2. 描述泌尿系统重症疾病评估、观察重点及护理措施。
3. 列举泌尿系统重症病人的监测方法、指标及临床意义。
4. 运用泌尿系统监测技术为泌尿系统重症疾病病人实施临床监测。
5. 阐述肾脏替代支持技术的种类、原理及护理措施。

【主要内容】
1. 泌尿系统重症疾病的分类及治疗原则。
2. 泌尿系统重症疾病观察重点及护理措施。
3. 泌尿系统重症病人的监测方法、指标及临床意义。
4. 肾脏替代支持技术的种类、原理及护理措施。

【教学方法】　课堂讲授、小组讨论。

题目 14　脓毒症及相关并发症的护理

【学时】　2学时。

【培训目标】　完成本内容学习后,学员能够:
1. 复述脓毒症、脓毒症休克、多器官功能障碍综合征的相关概念。
2. 列举脓毒症的病因、发病机制及临床评估。
3. 运用脓毒症的集束化干预策略为病人提供护理。

【主要内容】
1. 脓毒症、脓毒症休克、多器官功能障碍综合征的相关概念。
2. 脓毒症的病因及发病机制及临床评估。
3. 脓毒症的集束化干预策略。

【教学方法】　课堂讲授、小组讨论、情景模拟。

题目 15　弥散性血管内凝血的护理

【学时】　2学时。

【培训目标】　完成本内容学习后,学员能够:
1. 复述弥散性血管内凝血(DIC)的概念与分期。
2. 列举DIC的病因、发病机制及临床评估。
3. 描述DIC的抢救与病情观察。
4. 阐述DIC病人的救治原则和护理措施。

【主要内容】
1. 弥散性血管内凝血(DIC)的概念与分期。
2. DIC的病因、发病机制及临床评估。
3. DIC的抢救与病情观察。
4. DIC病人的救治原则和护理措施。

【教学方法】　课堂讲授、小组讨论、情景模拟。

题目 16 危象病人的护理

【**学时**】 4 学时。

【**培训目标**】 完成本内容学习后,学员能够:

1. 列举危象的主要分类及概念。

2. 复述各类危象的病因及发病机制。

3. 描述各类危象的临床表现与诊断方法。

4. 阐述各类危象的健康教育及护理措施。

【**主要内容**】

1. 危象的主要分类及概念。

2. 各类危象的病因及发病机制。

3. 各类危象的临床表现与诊断方法。

4. 各类危象的健康教育及护理措施。

【**教学方法**】 课堂讲授、小组讨论。

题目 17 创伤病人的护理

【**学时**】 3 学时。

【**培训目标**】 完成本内容学习后,学员能够:

1. 复述创伤的概念、机制与修复过程。

2. 阐述创伤的分类及评估。

3. 阐述创伤病人的救治原则与护理措施。

【**主要内容**】

1. 创伤的概念、机制与修复过程。

2. 创伤的分类及评估。

3. 创伤病人的救治原则与护理措施。

【**教学方法**】 课堂讲授、小组讨论。

模块三 特殊重症病人护理

题目 18 重症孕产妇的护理

【**学时**】 2 学时。

【**培训目标**】 完成本内容学习后,学员能够:

1. 描述孕产妇重症的病因与发病机制。

2. 复述重症孕产妇的临床观察及监测。

3. 阐述重症孕产妇的救治原则与护理措施。

【**主要内容**】

1. 孕产妇重症的病因与发病机制。

2. 重症孕产妇的临床观察及监测。

3. 重症孕产妇的救治原则与护理措施。

【**教学方法**】　课堂讲授、小组讨论。

题目 19　儿科重症病人的护理

【**学时**】　3 学时。

【**培训目标**】　完成本内容学习后,学员能够:

1. 描述儿科重症病人的病因及发病机制。
2. 复述儿科重症病人的监测方法及临床评估。
3. 阐述儿科重症病人的观察要点及护理措施。

【**主要内容**】

1. 儿科重症病人的病因及发病机制。
2. 儿科重症病人的监测方法及临床评估。
3. 儿科重症病人的观察要点及护理措施。

【**教学方法**】　课堂讲授、小组讨论。

模块四　与环境及理化因素相关的重症病人的护理

题目 20　热射病及低温症

【**学时**】　3 学时。

【**培训目标**】　完成本内容学习后,学员能够:

1. 识记热射病、低温症的发病原因、类型及发病机制。
2. 复述热射病、低温症的救治和护理。

【**主要内容**】

1. 热射病、低温症概述。
2. 热射病、低温症的发病原因、类型及发病机制。
3. 热射病、低温症的救治原则及护理措施。

【**教学方法**】　课堂讲授、小组讨论、情景模拟。

题目 21　镇静催眠类药物中毒

【**学时**】　3 学时。

【**培训目标**】　完成本内容学习后,学员能够:

1. 复述不同类型的镇静催眠类药物中毒的临床表现。
2. 识别镇静催眠类药物中毒病人的病情危重程度。
3. 阐述镇静催眠类药物中毒的救治原则。
4. 为镇静催眠类药物中毒病人实施有效护理。

【**主要内容**】

1. 镇静催眠类药物中毒的概述。
2. 镇静催眠类药物中毒的病因及发病机制。
3. 镇静催眠类药物中毒的临床评估与判断。

4. 镇静催眠类药物中毒的监测与护理。

【教学方法】 课堂讲授、小组讨论。

（张雪静　吴晓英　孙　红[2]）

手术室专科护士理论培训大纲

一、适用人群

手术室专科护士。

二、教学时数

总学时：128 学时。

三、培训目标

（一）识记

1. 手术室发展概述。

2. 手术室各项管理制度要求。

3. 手术部位的局部解剖知识。

4. 常见麻醉药物及麻醉方式。

5. 常见手术的种类、方式、消毒范围及手术步骤。

6. 手术常用耗材、设备和器械的种类。

（二）理解

1. 手术室专科护士发展历程及内涵。

2. 手术室管理新进展。

3. 手术室人力资源管理。

4. 手术室环境布局及常用物品管理。

5. 手术病人术中安全护理管理。

6. 麻醉准备期、恢复期病人的护理要点。

7. 麻醉病人术中观察要点。

8. 手术室感染控制与管理。

9. 手术室应急预案。

10. 手术室信息化管理。

（三）应用

1. 手术无菌技术。

2. 手术体位摆放。

3. 手术器械、设备的使用与安装。

4. 手术配合技巧。

5. 手术病人心理护理措施。

6. 手术室职业暴露防护及处理措施。

四、教学方法

1. 课堂讲授。

2. 小组讨论。

3. 情景模拟。

4. 角色扮演等。

五、评价方法

采用闭卷理论考试,专科理论占理论考核总成绩的 80%,理论考核总成绩为 100 分,≥60 分为合格。

六、教材及主要参考资料

1. 中华人民共和国卫生部 . 医疗机构消毒技术规范:WS/T 367—2012〔S〕.2012.

2. 中华人民共和国住房和城乡建设部 . 医院洁净手术部建筑技术规范:GB 50333—2013〔S〕.2013.

3. 中华人民共和国国家卫生和计划生育委员会 . 医疗机构环境表面清洁与消毒管理规范:WS/T 512—2016〔S〕.2016.

4. 中华人民共和国国家卫生和计划生育委员会 . 医院消毒供应中心:WS 310—2016〔S〕.2016.

5. 郭莉 . 手术室护理实践指南〔M〕.北京:人民卫生出版社,2019.

6. 郭莉,徐梅 . 手术室专科护理〔M〕.北京:人民卫生出版社,2019.

七、教学进度表

培训模块	培训内容	授课学时	实践学时	总学时
一、专科总论	1. 手术室发展概述	4	—	9
	2. 围手术期护理发展	2	—	
	3. 手术室护士在灾害救援中的作用	3	—	
二、手术配合与实践	4. 手术常见耗材、设备和器械	4	—	46
	5. 专科手术护理	26	—	
	6. 介入手术护理	4	—	

续表

培训模块	培训内容	授课学时	实践学时	总学时
	7. 机器人辅助外科手术护理	4	—	
	8. 器官移植手术护理	4	—	
	9. 麻醉病人的护理	4	—	
三、专科技能与操作	10. 手术无菌技术	4	—	42
	11. 手术体位摆放	4	—	
	12. 手术病人术中安全护理	34	—	
四、手术室管理	13. 手术室管理新进展	8	—	31
	14. 手术室人力资源	3		
	15. 手术室规章制度	4	—	
	16. 手术室感染控制与管理	4	—	
	17. 手术室应急管理	4	—	
	18. 手术室职业暴露及防护	4	—	
	19. 手术室信息化管理	4	—	
合计		128	—	128

八、授课计划

模块一 专科总论

题目 1 手术室发展概述

【学时】 4 学时。

【培训目标】 完成本内容学习后,学员能够:

1. 描述手术室发展历程及护理发展模式。

2. 复述洁净手术室相关概念。

3. 描述洁净手术室布局、管理与要求。

4. 列举手术室环境监测要点。

5. 复述手术室专科的概念。

6. 描述手术室专科护士发展历程及内涵。

【主要内容】

1. 手术室发展历程。

2. 手术室护理工作范围与特点。

3. 洁净手术室与空气净化技术的概念。

4. 洁净手术室的布局基本要求及管理。

5. 洁净手术室主要性能指标的监测。

6. 手术室专科的概念。

7. 手术室专科护士发展历程及内涵。

【教学方法】 课堂讲授、小组讨论。

题目2 围手术期护理发展

【学时】 2学时。

【培训目标】 完成本内容学习后,学员能够:

1. 复述围手术期护理的概念。
2. 解释围手术期护理理论体系。
3. 描述围手术期护理管理体系。
4. 举例说明围手术期的护理措施。
5. 列举危重症病人围手术期护理要点。

【主要内容】

1. 围手术期护理的概念。
2. 围手术期护理理论体系。
3. 围手术期护理管理体系。
4. 围手术期护理措施。
5. 危重症病人围手术期护理。

【教学方法】 课堂讲授、小组讨论。

题目3 手术室护士在灾害救援中的作用

【学时】 3学时。

【培训目标】 完成本内容学习后,学员能够:

1. 复述灾害的概念和分类。
2. 描述灾害护理的发展及特点。
3. 列举灾害救援中的伦理问题。
4. 描述手术室护士灾害救援的角色和能力。
5. 复述手术室护士在灾害救援中的救护原则。

【主要内容】

1. 灾害及灾害护理的概述。
2. 灾害救援中的伦理问题。
3. 手术室护士在灾害救援中的角色和能力。
4. 手术室护士在灾害救援中的救护原则。

【教学方法】 课堂讲授、小组讨论。

模块二 手术配合与实践

题目4 手术常见耗材、设备和器械

【学时】 4学时。

【培训目标】 完成本内容学习后,学员能够:

1. 列出手术室常用耗材、设备和器械的种类。

2. 复述手术室常见耗材的使用方法及注意事项。

3. 复述手术室常见设备的使用方法及注意事项。

4. 复述手术室常见器械的使用方法及注意事项。

【主要内容】

1. 手术室常用耗材、设备和器械的种类。

2. 手术室常见耗材的使用方法及注意事项。

3. 手术室常见设备的使用方法及注意事项。

4. 手术室常见器械的使用方法及注意事项。

【教学方法】　课堂讲授、小组讨论。

题目 5　专科手术护理

【学时】　26 学时。

【培训目标】　完成本内容学习后,学员能够:

1. 描述手术部位的局部解剖结构。

2. 列举各专科手术麻醉方式。

3. 复述各专科手术的手术步骤及护理配合要点。

【主要内容】

1. 手术部位的局部解剖结构。

2. 常用的麻醉方式。

3. 各专科手术的手术步骤及护理配合要点。

【教学方法】　课堂讲授、小组讨论。

题目 6　介入手术护理

【学时】　4 学时。

【培训目标】　完成本内容学习后,学员能够:

1. 描述介入手术部位局部解剖知识。

2. 列举介入手术的常见手术方式。

3. 描述介入手术的主要穿刺部位。

4. 复述介入手术常用药物的药理知识及使用注意事项。

5. 运用体位摆放方法进行介入手术的体位摆放。

6. 描述介入手术护士的职业防护要点。

【主要内容】

1. 介入手术的概述、目的及适用范围。

2. 常见介入手术方式。

3. 介入手术常用物品。

4. 介入手术常用药物的药理知识及使用注意事项。

5. 介入手术的主要穿刺部位及体位摆放。

6. 介入手术静脉通路的管理。

7. 介入手术护士的职业防护要点。

【教学方法】 课堂讲授、小组讨论。

题目7 机器人辅助外科手术护理

【学时】 4 学时。

【培训目标】 完成本内容学习后,学员能够:

1. 复述机器人辅助外科手术系统的使用范围。

2. 举例说明机器人辅助外科手术耗材、设备和器械的操作要点。

3. 描述机器人辅助外科手术的步骤。

4. 举例说明机器人辅助外科手术配合要点。

【主要内容】

1. 机器人辅助外科手术系统的使用范围。

2. 机器人辅助外科手术耗材、设备和器械的操作要点。

3. 机器人辅助外科手术步骤。

4. 机器人辅助外科手术配合要点。

【教学方法】 课堂讲授、小组讨论、情景模拟。

题目8 器官移植手术护理

【学时】 4 学时。

【培训目标】 完成本内容学习后,学员能够:

1. 复述器官移植的概念、分类及解剖结构。

2. 描述移植手术中常见的手术方式和麻醉方式。

3. 举例说明移植手术的手术步骤及配合要点。

4. 描述移植手术护理配合注意事项。

【主要内容】

1. 器官移植的概念、分类及解剖结构。

2. 移植手术中常见的手术方式和麻醉方式。

3. 移植手术的手术步骤及配合要点。

4. 移植手术护理配合注意事项。

【教学方法】 课堂讲授、小组讨论。

题目9 麻醉病人的护理

【学时】 4 学时。

【培训目标】 完成本内容学习后,学员能够:

1. 复述麻醉相关概念。

2. 描述全身麻醉、椎管内麻醉、局部麻醉病人的护理要点。

3. 描述麻醉准备期病人的护理要点。

4. 描述各类麻醉恢复期病人的护理要点。

【主要内容】

1. 麻醉相关概念。

2. 常见麻醉种类和方法。

3. 椎管内麻醉的分类、常见并发症预防及处理。

4. 麻醉常用药物的种类及护理。

5. 麻醉药物的常见并发症及处理。

6. 麻醉准备期病人的护理要点。

7. 各类麻醉恢复期病人的护理要点。

【教学方法】　课堂讲授、小组讨论、情景模拟。

模块三　专科技能与操作

题目 10　手术无菌技术

【学时】　4 学时。

【培训目标】　完成本内容学习后,学员能够:

1. 复述各项无菌技术的主要内容和操作要点。

2. 复述各项无菌技术的操作流程和注意事项。

3. 运用无菌技术进行手术护理配合。

【主要内容】

1. 外科手消毒方法及效果监测。

2. 穿无菌手术衣的方法及注意事项。

3. 无接触式戴手套的方法及注意事项。

4. 铺设无菌器械台的方法及注意事项。

5. 手术器械传递的方法及注意事项。

6. 手术部位的消毒原则和消毒范围。

【教学方法】　课堂讲授、情景模拟、操作实践。

题目 11　手术体位摆放

【学时】　4 学时。

【培训目标】　完成本内容学习后,学员能够:

1. 列出手术体位的摆放原则。

2. 举例说明体位摆放的操作要点。

3. 复述常见手术体位操作的注意事项。

【主要内容】

1. 常见手术体位摆放的原则。

2. 体位摆放的操作要点。

3. 常见手术体位摆放的注意事项。

【教学方法】　课堂讲授、情景模拟、操作实践。

题目 12　手术病人术中安全护理

【**学时**】 34 学时。

【**培训目标**】 完成本内容学习后,学员能够:

1. 复述手术安全核查制度及手术风险评估制度内容。

2. 描述手术切口的分类及手术风险分级标准。

3. 复述手术病人转运交接原则。

4. 复述手术物品清点原则及方法。

5. 复述手术室医用气体的安装及使用方法。

6. 举例说明单极电刀、双极电凝、超声刀操作要点。

7. 复述抗生素使用原则和方法。

8. 列举术中输血操作要点及注意事项。

9. 复述预防术中深静脉血栓的护理措施。

10. 复述预防体位损伤的护理措施。

11. 复述预防术中低体温的护理措施。

12. 复述手术标本留存送检的注意事项。

13. 应用术中抢救配合技术为病人实施抢救。

【**主要内容**】

1. 手术病人转运交接原则。

2. 手术物品清点原则及方法。

3. 手术室医用气体的安装及使用方法。

4. 手术病人电外科安全管理。

5. 围手术期抗菌药物的应用。

6. 术中输血操作要点及注意事项。

7. 术中深静脉血栓的预防与护理措施。

8. 体位损伤的预防与护理措施。

9. 术中低体温的预防与护理措施。

10. 手术标本的管理。

11. 术中抢救配合技术。

【**教学方法**】 课堂讲授、小组讨论。

模块四　手术室管理

题目 13　手术室管理新进展

【**学时**】 8 学时。

【**培训目标**】 完成本内容学习后,学员能够:

1. 复述快速康复外科的概念及手术护理。

2. 复述日间手术的定义。

3. 描述日间手术流程的设计。

4. 描述日间手术入院前健康教育。

5. 描述日间手术术前评估、术中护理、术后康复的注意事项。

6. 描述时间管理在手术室管理中的应用。

7. 描述运营管理在手术室管理中的应用。

【主要内容】

1. 快速康复外科的手术护理。

2. 日间手术的管理。

3. 手术室的时间管理。

4. 手术室的运营管理。

【教学方法】 课堂讲授、小组讨论。

题目 14　手术室人力资源

【学时】 3学时。

【培训目标】 完成本内容学习后,学员能够:

1. 描述手术室护理人员的组织架构。

2. 描述手术室的人力资源管理。

3. 复述手术室护理人员的工作职责。

【主要内容】

1. 手术室护理人员的组织结构及团队文化建设。

2. 手术室护理人员的资源规划及岗位管理。

3. 手术室护理人员的工作职责。

【教学方法】 课堂讲授、小组讨论。

题目 15　手术室规章制度

【学时】 4学时。

【培训目标】 完成本内容学习后,学员能够:

1. 复述手术室查对制度的内容及要点。

2. 列出手术安全核查制度三个环节的内容。

3. 复述手术标本管理制度的内容及要点。

4. 复述术中输血管理制度的内容及要点。

5. 复述手术病人转运交接制度的内容及要点。

6. 描述手术室护理文件书写制度的内容及要点。

【主要内容】

1. 手术室查对制度。

2. 手术标本管理制度。

3. 术中输血管理制度。

4. 手术病人转运交接制度。

5. 手术室护理文件书写制度。

【教学方法】 课堂讲授、小组讨论。

题目 16 手术室感染控制与管理

【学时】 4 学时。

【培训目标】 完成本内容学习后,学员能够:

1. 描述手术感染控制与管理相关概念。

2. 复述手术人员着装管理要求。

3. 描述手术器械管理要求。

4. 复述无菌物品使用及管理方法。

5. 复述消毒、灭菌的要求及选择。

6. 描述常用的消毒灭菌方法和原理。

7. 复述手术室环境表面清洁与消毒方法。

8. 列举清洗与清洁效果监测方法与标准。

9. 复述特殊感染手术的管理方法。

10. 列出医疗废物的分类方法。

【主要内容】

1. 手术部位感染控制原则。

2. 手术人员着装要求与注意事项。

3. 手术器械的管理。

4. 手术无菌物品的管理。

5. 消毒与灭菌技术。

6. 手术室环境表面清洁与消毒。

7. 手术室医院感染效果监测。

8. 特殊感染手术的管理。

9. 医疗废物的分类与管理。

【教学方法】 课堂讲授、小组讨论。

题目 17 手术室应急管理

【学时】 4 学时。

【培训目标】 完成本内容学习后,学员能够:

1. 复述手术室突发事件的定义及应急预案。

2. 复述突发事件的应急预案流程。

3. 列出处理突发事件过程中的关键环节。

【主要内容】

1. 手术室突发事件应急预案概述及组织体系。

2. 水、火、电、气等手术室突发事件的预防措施及应急预案。

3. 手术室仪器设备故障的应急措施。

4. 突发性群体事件应急预案。

【教学方法】 课堂讲授、小组讨论、情景模拟。

题目 18　手术室职业暴露及防护

【学时】　4 学时。

【培训目标】　完成本内容学习后,学员能够:

1. 复述手术室职业暴露的概念。

2. 列出手术室职业暴露的危险因素。

3. 描述手术室常见的职业暴露种类及其防护措施。

【主要内容】

1. 手术室职业暴露的现状、分类及防护原则。

2. 手术室职业暴露的危险因素与预防措施。

3. 手术室锐器损伤的预防和处理。

4. 血源性传播疾病职业暴露途径、级别、处理原则及措施。

5. 手术室激光、电离辐射、气体的安全使用与职业防护。

【教学方法】　课堂讲授、小组讨论。

题目 19　手术室信息化管理

【学时】　4 学时。

【培训目标】　完成本内容学习后,学员能够:

1. 复述手术室信息化建设的必要性。

2. 列出手术室管理信息化系统的特点与功能。

3. 描述手术室信息化建设的支持和保障体系。

【主要内容】

1. 手术室信息化概述。

2. 手术室信息化系统的特点与功能。

3. 手术室信息化建设与应用。

【教学方法】　课堂讲授、小组讨论。

（郭　莉　穆　莉　高兴莲　陈肖敏　常后嫦）

肿瘤专科护士理论培训大纲

一、适用人群

肿瘤专科护士。

二、教学时数

总学时:128 学时。

三、培训目标

完成培训后,学员能够:

（一）识记

1. 肿瘤的流行病学特点。

2. 常见肿瘤的临床治疗原则及方法。

（二）理解

1. 肿瘤病人的营养支持。

2. 肿瘤病人的心理社会支持。

3. 肿瘤病人的康复护理。

4. 肿瘤病人的感染控制。

5. 肿瘤病人的安宁疗护。

（三）运用

1. 肿瘤病人常见症状的护理。

2. 肿瘤外科围手术期护理。

3. 肿瘤化学治疗（简称化疗）的护理。

4. 肿瘤放射治疗（简称放疗）的护理。

5. 肿瘤靶向治疗及免疫治疗的护理。

6. 肿瘤病人的健康教育。

7. 医务人员的职业安全防护。

四、教学方法

1. 课堂讲授。

2. 小组讨论。

3. 角色扮演。

4. 情景模拟。

5. 操作演示。

6. 案例分析等。

五、评价方法

采用闭卷理论考试,专科理论占理论考核总成绩的 80%,理论考核总成绩为 100 分,≥60 分为合格。

六、教材及主要参考资料

1. 徐波,陆宇晗. 肿瘤专科护理［M］. 北京：人民卫生出版社,2018.

2. 肿瘤护理相关领域核心期刊、指南、行业标准等。

七、教学进度表

培训模块	培训内容	授课学时	实践学时	总学时
一、肿瘤预防与早期诊断	1. 肿瘤流行病学	2	—	8
	2. 肿瘤的三级预防	2	—	
	3. 肿瘤标志物检测的临床意义	2	—	
	4. 常见肿瘤的诊断方法及分期	2	—	
二、肿瘤综合治疗及护理	5. 肿瘤外科治疗及护理	6	—	52
	6. 肿瘤化学治疗及护理	10	—	
	7. 肿瘤放射治疗及护理	4	—	
	8. 肿瘤介入治疗及护理	4	—	
	9. 肿瘤靶向治疗和免疫治疗及护理	6	—	
	10. 肿瘤中医治疗及护理	4	—	
	11. 肿瘤姑息治疗及护理	2	—	
	12. 常见肿瘤的治疗及护理	14	—	
	13. 肿瘤病人的营养支持与护理	2	—	
三、症状及并发症护理	14. 恶心、呕吐的护理	2	—	22
	15. 癌症疼痛的护理	2	—	
	16. 癌因性疲乏的护理	2	—	
	17. 便秘和腹泻的护理	2	—	
	18. 口腔黏膜炎的护理	2	—	
	19. 中性粒细胞减少的护理	2	—	
	20. 胸腔积液/腹腔积液的护理	2	—	
	21. 病理性骨折的预防及护理	2	—	
	22. 癌性伤口的护理	2	—	
	23. 癌症相关淋巴水肿的护理	2	—	
	24. 肿瘤相关急症的护理	2	—	
四、心理、社会、精神支持	25. 肿瘤病人心理痛苦筛查	2	—	15
	26. 肿瘤病人及其家属的心理社会支持	3	—	
	27. 肿瘤病人的叙事护理	2	—	
	28. 肿瘤病人的灵性照护	2	—	
	29. 临终沟通与死亡教育	2	—	
	30. 肿瘤病人主要照顾者的支持	2	—	
	31. 居丧支持及辅导	2	—	

续表

培训模块	培训内容	授课学时	实践学时	总学时
五、肿瘤康复护理	32. 常见恶性肿瘤病人的术后康复	4	—	12
	33. 头颈部癌治疗相关并发症的康复	2	—	
	34. 全喉切除术后病人的语音康复	2	—	
	35. 肠造口病人康复护理	2	—	
	36. 肿瘤病人的健康教育	2	—	
六、常见技术操作	37. 中心静脉导管并发症的预防及护理	2	—	19
	38. PICC 置管及维护规范化操作	3	6	
	39. 输液港的使用及维护流程	2	2	
	40. 便携式输液泵的配制及护理	2	—	
	41. 化疗药物外渗的预防与处理流程	2	—	
合计		120	8	128

PICC：经外周静脉穿刺的中心静脉导管。

八、授课计划

模块一 肿瘤预防与早期诊断

题目1 肿瘤流行病学

【学时】 2学时。

【培训目标】 完成本内容学习后，学员能够：

1. 复述中国肿瘤流行病学特点。

2. 叙述中国肿瘤流行的变化趋势。

【主要内容】

1. 全球肿瘤流行病学特点。

2. 中国肿瘤发病率的变化趋势。

3. 中国肿瘤死亡率的变化趋势。

【教学方法】 课堂讲授。

题目2 肿瘤的三级预防

【学时】 2学时。

【培训目标】 完成本内容学习后，学员能够：

1. 识别常见肿瘤发生的风险因素。

2. 复述肿瘤筛查与早期诊断的原则及方法。

3. 列举肿瘤三级预防的主要内容。

4. 复述常见肿瘤高危人群的管理。

【主要内容】

1. 肿瘤的常见病因及危险因素。

2. 肿瘤筛查与早期诊断原则及方法。

3. 肿瘤三级预防的主要内容。

4. 常见肿瘤高危人群的管理。

【教学方法】 课堂讲授。

题目3 肿瘤标志物检测的临床意义

【学时】 2学时。

【培训目标】 完成本内容学习后,学员能够:

1. 陈述肿瘤标志物检测的临床意义。

2. 识别常见肿瘤特异性标志物。

【主要内容】

1. 肿瘤标志物的含义及特点。

2. 肿瘤标志物的分类。

3. 肿瘤标志物检测的临床意义。

4. 常见肿瘤特异性标志物。

5. 肿瘤标志物检测的影响因素。

【教学方法】 课堂讲授。

题目4 常见肿瘤的诊断方法及分期

【学时】 2学时。

【培训目标】 完成本内容学习后,学员能够:

1. 列举常见肿瘤的诊断方法。

2. 理解常见肿瘤的疾病分期方法。

【主要内容】

1. 常见肿瘤的诊断方法。

2. 常见肿瘤的疾病分期。

【教学方法】 课堂讲授。

模块二 肿瘤综合治疗及护理

题目5 肿瘤外科治疗及护理

【学时】 6学时。

【培训目标】 完成本内容学习后,学员能够:

1. 复述肿瘤外科治疗的原则。

2. 列举外科治疗的常见方式。

3. 描述加速康复外科的理念。

4. 描述围手术期病人的护理要点。

【主要内容】

1. 外科手术治疗在肿瘤治疗中的地位及发展。

2. 外科手术治疗的治疗原则及主要方式。

3. 肿瘤病人围手术期的特点。

4. 围手术期病人的护理要点。

5. 加速康复外科的临床应用。

【教学方法】 课堂讲授、小组讨论。

题目 6 肿瘤化学治疗及护理

【学时】 10 学时。

【培训目标】 完成本内容学习后,学员能够:

1. 复述肿瘤化学治疗的地位。

2. 归纳常见抗肿瘤药物的分类及作用机制。

3. 识别肿瘤化学治疗的适应证。

4. 归纳影响化疗安全用药的因素。

5. 复述常见抗肿瘤药物的不良反应及护理要点。

6. 列举化疗药物外溢的处理流程。

7. 识别化疗药物的危害及职业防护措施。

【主要内容】

1. 肿瘤化学治疗的发展及临床应用。

2. 肿瘤化学治疗药物分类及作用机制。

3. 化疗药物安全给药的原则及措施。

4. 常见的化疗药物不良反应及护理。

5. 化疗药物外渗的预防及处理。

6. 化疗药物外溢的处理。

7. 化疗药物的危害及化疗职业防护。

8. 化疗废弃物处理的流程。

【教学方法】 课堂讲授、小组讨论。

题目 7 肿瘤放射治疗及护理

【学时】 4 学时。

【培训目标】 完成本内容学习后,学员能够:

1. 复述放射治疗的方法及流程。

2. 列举放射治疗前的准备及放疗期间的配合。

3. 陈述放射治疗期间的注意事项。

4. 复述放射治疗常见并发症的预防及护理。

【主要内容】

1. 放射治疗的种类及适应证。

2. 放射治疗的流程及注意事项。

3. 放射治疗期间病人的护理。

4. 放射治疗常见并发症的预防及护理。

【教学方法】　课堂讲授、小组讨论。

题目8　肿瘤介入治疗及护理

【学时】　4学时。

【培训目标】　完成本内容学习后,学员能够:

1. 列举肿瘤介入治疗的概念、分类及适应证。

2. 描述常用介入治疗方法的操作流程。

3. 列举介入治疗病人的护理特点。

4. 复述介入治疗的不良反应及并发症。

【主要内容】

1. 肿瘤介入治疗方法、分类及作用机制。

2. 肿瘤介入手术治疗的配合。

3. 肿瘤介入治疗病人的护理。

4. 肿瘤介入治疗的不良反应及并发症。

【教学方法】　课堂讲授。

题目9　肿瘤靶向治疗和免疫治疗及护理

【学时】　6学时。

【培训目标】　完成本内容学习后,学员能够:

1. 复述肿瘤靶向治疗药物的分类及作用机制。

2. 描述常用靶向药物的不良反应及护理。

3. 复述靶向治疗病人的护理要点。

4. 复述肿瘤免疫治疗药物的分类及作用机制。

5. 复述常用免疫治疗方法及药物储存、配制及输注要求。

6. 列举常用免疫治疗的不良反应及护理。

【主要内容】

1. 肿瘤靶向治疗药物的分类及作用机制。

2. 常用靶向治疗药物的不良反应及护理。

3. 常用靶向治疗药物保存、配制及输注要求。

4. 肿瘤免疫治疗的分类及作用机制。

5. 肿瘤免疫治疗常用方法、药物储存、配制及输注要求。

6. 常用免疫治疗方法的不良反应及护理。

【教学方法】　课堂讲授、小组讨论。

题目 10 肿瘤中医治疗及护理

【**学时**】 4 学时。

【**培训目标**】 完成本内容学习后,学员能够:

1. 描述中医在肿瘤治疗中的作用。
2. 复述常用的中医治疗方法及作用机制。
3. 列举常用中医治疗方法的适用范围及注意事项。
4. 描述肿瘤中医护理的特点。
5. 运用常见中医护理技术对肿瘤病人进行护理。

【**主要内容**】

1. 中医在肿瘤治疗中的地位。
2. 常用的中医治疗方法及作用机制。
3. 常用中医治疗方法的适用范围及注意事项。
4. 肿瘤中医护理的特点。
5. 常见肿瘤中医护理技术,包括局部治疗、饮食调护及康复锻炼等。

【**教学方法**】 课堂讲授、小组讨论。

题目 11 肿瘤姑息治疗及护理

【**学时**】 2 学时。

【**培训目标**】 完成本内容学习后,学员能够:

1. 复述姑息治疗及姑息护理的概念及内涵。
2. 描述肿瘤姑息治疗在肿瘤治疗中的作用。
3. 列举姑息治疗及护理的原则及方法。

【**主要内容**】

1. 姑息治疗及姑息护理的概念、内涵。
2. 肿瘤姑息治疗在肿瘤治疗中的作用。
3. 肿瘤姑息治疗及护理的原则及方法。

【**教学方法**】 课堂讲授。

题目 12 常见肿瘤的治疗及护理

【**学时**】 14 学时。

【**培训目标**】 完成本内容学习后,学员能够:

1. 复述肺癌、乳腺癌、胃癌等常见肿瘤的病因及临床表现。
2. 描述肺癌、乳腺癌、胃癌等常见肿瘤的诊断方法。
3. 列举常见肿瘤的综合治疗方法。
4. 列举常见肿瘤的护理要点。

【**主要内容**】

1. 常见肿瘤的病因及临床表现。
2. 常见肿瘤的诊断方法。

3. 常见肿瘤的综合治疗方法。

4. 常见肿瘤的护理要点。

【教学方法】 课堂讲授、小组讨论。

题目 13　肿瘤病人的营养支持与护理

【学时】 2学时。

【培训目标】 完成本内容学习后,学员能够:

1. 复述肿瘤病人营养支持的重要性。

2. 描述肿瘤病人营养支持的原则、途径和方法。

3. 列举营养筛查与评定方法。

4. 列举肠内、肠外营养支持的常见并发症。

5. 复述肠内、肠外营养支持的护理要点。

【主要内容】

1. 肿瘤病人营养支持的原则、途径及方法。

2. 营养筛查与评定的方法。

3. 肠内、肠外营养支持的常见并发症。

4. 肠内、肠外营养支持的护理要点。

【教学方法】 课堂讲授、小组讨论。

模块三　症状及并发症护理

题目 14　恶心、呕吐的护理

【学时】 2学时。

【培训目标】 完成本内容学习后,学员能够:

1. 复述恶心、呕吐的概念。

2. 描述引起肿瘤病人恶心、呕吐的相关因素。

3. 描述化疗所致恶心、呕吐的分类及治疗原则。

4. 列举恶心、呕吐病人的评估及护理要点。

【主要内容】

1. 引起肿瘤病人恶心、呕吐的原因及相关因素。

2. 所致恶心、呕吐的分类及治疗原则。

3. 恶心、呕吐病人的护理要点。

【教学方法】 课堂讲授、小组讨论。

题目 15　癌症疼痛的护理

【学时】 2学时。

【培训目标】 完成本内容学习后,学员能够:

1. 复述癌症疼痛的概念。

2. 复述疼痛的评估原则及常用评估工具。

3. 列举癌症疼痛的治疗原则及护理要点。

4. 描述常用止痛药物的分类、作用机制及不良反应。

5. 应用疼痛评估工具对疼痛病人进行准确评估。

【主要内容】

1. 疼痛的概念及分类。

2. 癌症疼痛评估原则及工具。

3. 癌症疼痛的治疗原则。

4. 癌症疼痛病人的护理要点。

5. 常用止痛药物的分类、作用机制及不良反应。

【教学方法】　课堂讲授、小组讨论。

题目 16　癌因性疲乏的护理

【学时】　2学时。

【培训目标】　完成本内容学习后,学员能够:

1. 复述癌因性疲乏的概念。

2. 归纳癌因性疲乏的特点。

3. 列举癌因性疲乏的评估方法。

4. 应用癌因性疲乏的预防及护理措施。

【主要内容】

1. 癌因性疲乏的概述。

2. 癌因性疲乏的评估。

3. 癌因性疲乏的预防。

4. 癌因性疲乏的护理。

【教学方法】　课堂讲授、小组讨论。

题目 17　便秘和腹泻的护理

【学时】　2学时。

【培训目标】　完成本内容学习后,学员能够:

1. 列举引起肿瘤病人便秘和腹泻的常见因素。

2. 应用评估工具对便秘和腹泻的风险及程度进行评估。

3. 复述肿瘤病人便秘和腹泻预防措施及治疗原则。

4. 应用护理措施预防和处理病人的便秘和腹泻。

【主要内容】

1. 肿瘤病人便秘和腹泻的风险因素及评估。

2. 肿瘤病人便秘和腹泻的治疗原则。

3. 肿瘤病人便秘和腹泻的护理要点。

4. 肿瘤病人预防便秘和腹泻的措施。

【教学方法】　课堂讲授、小组讨论。

题目 18 口腔黏膜炎的护理

【学时】 2 学时。

【培训目标】 完成本内容学习后,学员能够:

1. 复述口腔黏膜炎的临床表现。

2. 识别口腔黏膜炎高危人群。

3. 列举口腔黏膜炎的预防措施。

4. 应用护理措施对口腔黏膜炎进行护理。

【主要内容】

1. 口腔黏膜炎的发生率及发生机制。

2. 口腔黏膜炎的临床表现及高危人群。

3. 口腔黏膜炎的评估方法。

4. 口腔黏膜炎的预防及治疗原则。

5. 口腔黏膜炎病人的护理要点。

【教学方法】 课堂讲授、小组讨论。

题目 19 中性粒细胞减少的护理

【学时】 2 学时。

【培训目标】 完成本内容学习后,学员能够:

1. 复述中性粒细胞减少的概念、原因及临床表现。

2. 描述中性粒细胞减少的诊断及治疗原则。

3. 列举中性粒细胞减少病人的护理要点。

【主要内容】

1. 肿瘤病人中性粒细胞减少的概念、原因及临床表现。

2. 中性粒细胞减少的诊断及治疗原则。

3. 中性粒细胞减少病人的护理要点。

【教学方法】 课堂讲授。

题目 20 胸腔积液 / 腹腔积液的护理

【学时】 2 学时。

【培训目标】 完成本内容学习后,学员能够:

1. 复述胸腔积液 / 腹腔积液的临床表现。

2. 叙述胸腔积液 / 腹腔积液的治疗原则。

3. 列举胸腔积液 / 腹腔积液病人的护理要点。

【主要内容】

1. 胸腔积液 / 腹腔积液的病因及临床表现。

2. 胸腔积液 / 腹腔积液的治疗原则。

3. 胸腔积液 / 腹腔积液病人的护理要点。

【教学方法】 课堂讲授、小组讨论。

题目 21　病理性骨折的预防及护理

【学时】　2 学时。

【培训目标】　完成本内容学习后,学员能够:

1. 复述引起肿瘤病人病理性骨折的高危因素。

2. 叙述病理性骨折的预防及治疗原则。

3. 列举病理性骨折病人的护理要点。

【主要内容】

1. 肿瘤病人合并病理性骨折的危险因素。

2. 病理性骨折的预防措施与治疗原则。

3. 病理性骨折病人的护理要点。

【教学方法】　课堂讲授、小组讨论。

题目 22　癌性伤口的护理

【学时】　2 学时。

【培训目标】　完成本内容学习后,学员能够:

1. 复述癌性伤口的概念。

2. 叙述癌性伤口的特点及治疗原则。

3. 列举癌性伤口的护理要点。

【主要内容】

1. 癌性伤口的概念。

2. 癌性伤口的特点及护理目标。

3. 癌性伤口的治疗原则。

4. 癌性伤口的护理要点。

【教学方法】　课堂讲授、小组讨论。

题目 23　癌症相关淋巴水肿的护理

【学时】　2 学时。

【培训目标】　完成本内容学习后,学员能够:

1. 描述淋巴水肿的概念及临床表现。

2. 列举癌症相关淋巴水肿的风险因素。

3. 描述淋巴水肿的预防与治疗原则。

4. 列举淋巴水肿的综合消肿治疗方法。

5. 描述淋巴水肿病人的护理要点。

【主要内容】

1. 淋巴水肿的概念、临床表现及评估方法。

2. 淋巴水肿的风险因素。

3. 淋巴水肿的预防及治疗原则。

4. 淋巴水肿病人的护理要点。

【**教学方法**】 课堂讲授、小组讨论。

题目 24 肿瘤相关急症的护理

【**学时**】 2 学时。

【**培训目标**】 完成本内容学习后,学员能够:

1. 列举常见的肿瘤相关急症。
2. 描述肿瘤相关急症的治疗原则。
3. 复述常见肿瘤相关急症的护理要点。

【**主要内容**】

1. 常见肿瘤相关急症的临床表现。
2. 上腔静脉综合征、高钙血症、脊髓压迫症等常见肿瘤相关急症的治疗原则。
3. 常见肿瘤相关急症的护理要点。

【**教学方法**】 课堂讲授、案例分析。

模块四 心理、社会、精神支持

题目 25 肿瘤病人心理痛苦筛查

【**学时**】 2 学时。

【**培训目标**】 完成本内容学习后,学员能够:

1. 复述肿瘤病人心理痛苦的基本概念。
2. 描述肿瘤病人心理痛苦筛查的重要性。
3. 列举肿瘤病人心理痛苦筛查的基本流程。

【**主要内容**】

1. 肿瘤病人痛苦的基本概念和发展过程。
2. 肿瘤病人的心理社会反应。
3. 肿瘤病人心理痛苦筛查的基本流程。

【**教学方法**】 课堂讲授、小组讨论。

题目 26 肿瘤病人及其家属的心理社会支持

【**学时**】 3 学时。

【**培训目标**】 完成本内容学习后,学员能够:

1. 识别肿瘤病人常见的心理精神症状。
2. 描述肿瘤病人常见心理精神症状的护理要点。
3. 列举说明肿瘤病人常见心理精神症状的治疗方法。

【**主要内容**】

1. 失眠的概念、临床表现、治疗原则。
2. 焦虑、抑郁的临床表现、筛查及治疗原则。
3. 谵妄的临床表现及治疗原则。
4. 常见心理干预方法:冥想、生物反馈治疗等。

【教学方法】 课堂讲授、小组讨论。

题目 27 肿瘤病人的叙事护理

【学时】 2 学时。

【培训目标】 完成本内容学习后,学员能够:

1. 陈述叙事护理的概念。

2. 复述叙事护理的流程。

3. 应用指标评价叙事护理的效果。

【主要内容】

1. 叙事护理的理论基础及概念。

2. 叙事护理的操作流程。

3. 叙事护理的评价方法。

4. 经典案例分析。

【教学方法】 课堂讲授、小组讨论、情景模拟。

题目 28 肿瘤病人的灵性照护

【学时】 2 学时。

【培训目标】 完成本内容学习后,学员能够:

1. 复述灵性的概念。

2. 识别晚期肿瘤病人的灵性困扰。

3. 列举晚期肿瘤病人的灵性照护措施。

4. 应用自我照护方法减轻压力。

【主要内容】

1. 灵性的概念和灵性照护的内涵。

2. 临终病人常见的灵性困扰及表现。

3. 常用的灵性评估方法及灵性照护措施。

【教学方法】 课堂讲授、小组讨论。

题目 29 临终沟通与死亡教育

【学时】 2 学时。

【培训目标】 完成本内容学习后,学员能够:

1. 归纳对晚期肿瘤病人进行死亡教育的原则。

2. 列举常用的沟通技巧。

3. 应用死亡教育的原则引导临终病人为死亡做准备。

【主要内容】

1. 对晚期肿瘤病人进行死亡教育的目的。

2. 对晚期肿瘤病人进行死亡教育的主要原则。

3. 对晚期肿瘤病人进行有效沟通的技巧。

4. 结合案例讲解对晚期肿瘤病人进行死亡教育的要点。

【**教学方法**】　课堂讲授、案例分析、小组讨论。

题目 30　肿瘤病人主要照顾者的支持

【**学时**】　2 学时。

【**培训目标**】　完成本内容学习后,学员能够:

1. 复述肿瘤病人主要照顾者的需求。

2. 描述主要照顾者压力的影响因素。

3. 列举主要照顾者支持的措施。

【**主要内容**】

1. 肿瘤病人主要照顾者的需求。

2. 肿瘤病人主要照顾者压力的影响因素。

3. 为肿瘤病人主要照顾者提供支持的措施。

【**教学方法**】　课堂讲授、小组讨论、情景模拟。

题目 31　居丧支持及辅导

【**学时**】　2 学时。

【**培训目标**】　完成本内容学习后,学员能够:

1. 复述失落、悲伤的概念。

2. 识别悲伤反应的临床表现。

3. 应用悲伤辅导的方法为居丧期家属提供支持。

【**主要内容**】

1. 失落、悲伤的定义。

2. 悲伤的特征及类型,悲伤反应的表现与阶段。

3. 居丧期支持和辅导的措施及要点。

【**教学方法**】　课堂讲授、小组讨论、案例分析。

模块五　肿瘤康复护理

题目 32　常见恶性肿瘤病人的术后康复

【**学时**】　4 学时。

【**培训目标**】　完成本内容学习后,学员能够:

1. 描述乳腺癌、妇科肿瘤、直肠癌等术后康复的特点。

2. 列举术后康复的方法。

3. 应用康复技术帮助病人恢复机体功能。

【**主要内容**】

1. 乳腺癌、妇科肿瘤、直肠癌等术后康复的特点。

2. 术后病人功能障碍的评估。

3. 术后康复护理要点。

【**教学方法**】　课堂讲授、观摩。

题目 33　头颈部癌治疗相关并发症的康复

【学时】　2 学时。

【培训目标】　完成本内容学习后,学员能够:

1. 描述头颈部癌术后及放疗后常见并发症的临床表现。

2. 列举吞咽障碍、张口困难的筛查和评估方法。

3. 归纳头颈部癌治疗相关吞咽障碍及张口困难的护理要点。

【主要内容】

1. 头颈部癌术后吞咽障碍的概念、原因及临床表现。

2. 头颈部癌放疗后合并张口困难的原因及临床表现。

3. 头颈部癌治疗相关并发症的筛查与评估。

4. 头颈部癌治疗相关并发症的康复护理要点。

【教学方法】　课堂讲授、观摩、小组讨论。

题目 34　全喉切除术后病人的语音康复

【学时】　2 学时。

【培训目标】　完成本内容学习后,学员能够:

1. 复述食管发音的基本概念。

2. 描述全喉切除术后病人的语音障碍及影响。

3. 列举食管发音的方法。

【主要内容】

1. 食管发音的基本概念。

2. 全喉切除术后病人的语音障碍及影响。

3. 食管发音的时间选择和训练方法。

4. 食管发音训练期间的护理要点。

【教学方法】　课堂讲授、小组讨论、情景模拟。

题目 35　肠造口病人康复护理

【学时】　2 学时。

【培训目标】　完成本内容学习后,学员能够:

1. 描述肠造口基础知识。

2. 复述肠造口的并发症和处理。

3. 列举肠造口病人的护理要点。

【主要内容】

1. 肠造口的定义、类型,术前造口定位等。

2. 肠造口的并发症及治疗原则。

3. 肠造口病人的护理要点。

【教学方法】　课堂讲授、观摩、小组讨论。

题目 36 肿瘤病人的健康教育

【学时】 2 学时。

【培训目标】 完成本内容学习后,学员能够:

1. 复述肿瘤病人健康教育的目的。

2. 列举健康教育的原则及方法。

3. 复述肿瘤病人健康教育的内容。

4. 应用评价方法评价健康教育的效果。

【主要内容】

1. 肿瘤病人健康教育的目的。

2. 常用健康教育的方法。

3. 肿瘤病人健康教育的内容及注意事项。

4. 健康教育的效果评价。

【教学方法】 课堂讲授、小组讨论。

模块六 常见技术操作

题目 37 中心静脉导管并发症的预防及护理

【学时】 2 学时。

【培训目标】 完成本内容学习后,学员能够:

1. 列举常用中心静脉导管的类型。

2. 复述选择静脉治疗工具的原则。

3. 归纳中心静脉导管置管的常见并发症。

4. 列举中心静脉导管置管并发症的预防及护理要点。

【主要内容】

1. 静脉治疗工具的种类及选择原则。

2. 中心静脉导管置管的并发症及临床表现。

3. 中心静脉导管置管并发症的预防及护理要点。

【教学方法】 课堂讲授、案例分析、小组讨论。

题目 38 PICC 置管及维护规范化操作

【学时】 9 学时(理论:3 学时;实践:6 学时)。

【培训目标】 完成本内容学习后,学员能够:

1. 描述 PICC 置管的目的。

2. 操作成人 PICC 维护流程。

3. 复述 PICC 维护的要点。

【主要内容】

1. 成人 PICC 置管及维护的操作流程。

2. PICC 维护的护理要点。

【**教学方法**】　课堂讲授、操作演示。

题目 39　输液港的使用及维护流程

【**学时**】　4 学时（理论：2 学时；实践：2 学时）。

【**培训目标**】　完成本内容学习后，学员能够：

1. 理解输液港的适用范围及操作流程。

2. 复述输液港的护理要点。

3. 应用标准流程进行输液港维护。

【**主要内容**】

1. 输液港的临床应用。

2. 输液港植入的操作流程。

3. 输液港使用及维护的操作标准及护理要点。

【**教学方法**】　课堂讲授、操作演示。

题目 40　便携式输液泵的配制及护理

【**学时**】　2 学时。

【**培训目标**】　完成本内容学习后，学员能够：

1. 陈述便携式输液泵的工作原理。

2. 应用规范操作流程配制便携式输液泵。

3. 描述便携式输液泵相关护理。

4. 识别便携式输液泵的常见问题并解决。

【**主要内容**】

1. 便携式输液泵的工作原理。

2. 便携式输液泵加药操作程序。

3. 便携式输液泵使用中的护理要点。

4. 便携式输液泵的常见问题及处理。

【**教学方法**】　课堂讲授、操作演示。

题目 41　化疗药物外渗的预防与处理流程

【**学时**】　2 学时。

【**培训目标**】　完成本内容学习后，学员能够：

1. 识别化疗药物外渗的临床表现。

2. 归纳化疗药物外渗的预防措施。

3. 应用标准流程处理化疗药物外渗。

【**主要内容**】

1. 化疗药物外渗的临床表现。

2. 化疗药物外渗的预防及处理流程。

【**教学方法**】　课堂讲授。

（徐　波　陆宇晗　杨　红　王影新　于　媛）

助产士理论培训大纲

一、适用人群

专科助产士。

二、教学时数

总学时：128 学时。

三、培训目标

完成培训后,学员能够：

（一）识记

1. 助产士在母婴保健中的作用。
2. 妊娠期保健与管理的内容。
3. 孕产期健康教育的意义。
4. 孕期营养及体重管理的意义。
5. 高危妊娠的分娩期管理内容。
6. 正常分娩期的管理内容。
7. 产程干预措施的分类依据。
8. 产程中实施人文关怀的重要意义。
9. 产后初期管理的内容及重要意义。
10. 新生儿母亲床旁护理的意义。
11. 新生儿早期基本保健的概念及意义。
12. 母乳喂养的概念及意义。

（二）理解

1. 助产专业及助产士发展历史与现状。
2. 妊娠期管理内容。
3. 产科监测方法和意义。
4. 孕期心理保健的作用。
5. 分娩期管理的内容。
6. 分娩期自由体位的实施和管理。
7. 分娩镇痛的作用和不同方法的利与弊。
8. 助产适宜技术推广对分娩结局的作用。

9. 产程中人文关怀措施对分娩的作用。

10. 分娩室的管理方法。

11. 产褥期管理的内容。

12. 新生儿常见症状的护理方法。

13. 母乳喂养知识与技巧。

（三）运用

1. 在助产专科实践中应用管理学相关理论。

2. 在助产专科实践中应用助产适宜技术。

3. 在助产实践中体现对孕产妇的人文关怀。

4. 应用产科监测方法识别异常。

5. 指导产妇在产程中使用自由体位。

6. 应用产科急救技术对孕产妇进行抢救。

7. 应用新生儿早期基本保健技术促进新生儿健康。

8. 应用母乳喂养技巧支持产妇完成哺乳。

9. 应用新生儿复苏技术对新生儿进行复苏。

10. 组织一次助产士主导的孕产妇及其家属健康教育讲座。

11. 完成助产相关应急预案的制订。

四、教学方法

1. 课堂讲授。

2. 小组讨论。

3. 演示法。

4. 情景模拟。

5. 角色扮演。

6. 案例教学等。

五、评价方法

采用闭卷理论考试,专科理论占理论考核总成绩的80%,理论考核总成绩为100分, ≥60分为合格。

六、教材及主要参考资料

1. 姜梅.妇产科护理指南［M］.北京:人民卫生出版社,2018.

2. 谢幸.妇产科学［M］.9版.北京:人民卫生出版社,2018.

3. 姜梅,卢契.助产士专科培训［M］.北京:人民卫生出版社,2019.

4. 护理或助产专科领域核心期刊和相关指南。

七、教学进度表

培训模块	培训内容	授课学时	实践学时	总学时
一、助产士的作用和实践	1. 助产士的角色与作用	2	—	4
	2. 助产干预措施对分娩的影响	2	—	
二、妊娠期保健与管理	3. 正常妊娠生理过程	2	—	23
	4. 孕前保健、孕期检查及常见症状的处理	6	—	
	5. 孕期营养及体重管理	3	—	
	6. 孕产期心理保健	2	—	
	7. 孕产期健康教育及管理	2	—	
	8. 助产士门诊及管理	2	—	
	9. 妊娠相关案例	6	—	
三、正常分娩期的管理	10. 产程评估	2		32
	11. 产程管理	4	—	
	12. 分娩疼痛的身心整体管理	4	1	
	13. 产程中自由体位实施与管理	4	1	
	14. 分娩后初期管理	2	—	
	15. 新生儿早期基本保健与实施	2	1	
	16. 分娩相关管理、胎儿附属物异常管理、产后出血管理	11	—	
四、高危妊娠的分娩期管理	17. 妊娠期特有疾病的诊治及管理	4	—	31
	18. 妊娠期合并症的诊治及管理	4	—	
	19. 产科监测方法的应用	2	—	
	20. 催产、引产的管理	2	—	
	21. 妊娠期感染疾病及产科职业防护	2	—	
	22. 孕产妇及新生儿急救	8	6	
	23. 新生儿复苏案例	3	—	
五、产褥期管理	24. 正常产褥期护理	2	—	12
	25. 产褥期异常情况的观察与处理	4	—	
	26. 产后盆底功能障碍及康复	2	—	
	27. 新生儿母亲床旁护理及管理	2	—	
	28. 产褥相关案例	2	—	
六、新生儿护理	29. 正常新生儿护理	3	—	6
	30. 新生儿常见产伤及护理	3	—	

续表

培训模块	培训内容	授课学时	实践学时	总学时
七、母乳喂养管理	31. 母乳喂养知识与技巧	3	2	11
	32. 母乳喂养常见问题的预防与护理	3	—	
	33. 母亲患病期间的母乳喂养	3	—	
八、助产技术	34. 第一产程相关的助产操作	3	—	9
	35. 第二产程相关的助产操作	3	—	
	36. 第三产程相关的助产操作	3	—	
合计		117	11	128

八、授课计划

模块一　助产士的作用和实践

题目1　助产士的角色与作用

【学时】　2学时。

【培训目标】　完成本内容学习后,学员能够:

1. 复述助产士的由来。

2. 列举我国助产专业存在的主要问题。

3. 列举 WHO《正常分娩临床实用指南》中对产科常用干预措施的分类。

4. 应用指南中的措施对孕产妇实施照护。

【主要内容】

1. 助产士的由来。

2. 目前助产专业存在的问题。

3. 促进自然分娩的适宜助产技术。

【教学方法】　课堂讲授。

题目2　助产干预措施对分娩的影响

【学时】　2学时。

【培训目标】　完成本内容学习后,学员能够:

1. 复述正常分娩的概念。

2. 列举 WHO《正常分娩临床实用指南》中助产干预措施的分类。

3. 叙述 WHO《正常分娩临床实用指南》中推荐使用的干预措施内容。

4. 应用陪伴分娩、非药物镇痛、人文关怀等措施照护孕产妇。

【主要内容】

1. 正常分娩的概念。

2. WHO《正常分娩临床实用指南》中助产干预措施的内容及利弊。

3. 助产适宜技术的临床应用。

【教学方法】　课堂讲授。

模块二　妊娠期保健与管理

题目3　正常妊娠生理过程

【学时】　2学时。

【培训目标】　完成本内容学习后,学员能够:

1. 复述妊娠期妇女的生理、心理变化。

2. 描述正常妊娠生理过程。

3. 列举胎儿附属物的功能。

4. 根据胎儿先露部指示点与母体骨盆之间的关系判断胎方位。

5. 复述妊娠期妇女常见症状的预防及处理措施。

【主要内容】

1. 妊娠的概念和诊断方法。

2. 妊娠期妇女的生理、心理变化。

3. 正常妊娠生理过程和胎儿附属物的功能。

4. 胎方位的胎先露指示点与母体骨盆的关系。

5. 妊娠期妇女常见症状的预防及处理。

【教学方法】　课堂讲授。

题目4　孕前保健、孕期检查及常见症状的处理

【学时】　6学时。

【培训目标】　完成本内容学习后,学员能够:

1. 复述孕前保健的内容。

2. 列举孕期检查时间和检查内容。

3. 叙述孕期女性妊娠生理特点、常见症状、临床表现及异常状况。

4. 应用循证护理方案对妊娠女性常见症状进行管理。

【主要内容】

1. 孕前保健的基本内容。

2. 产前检查的时间和内容。

3. 孕期常见症状及处理。

【教学方法】　课堂讲授。

题目5　孕期营养及体重管理

【学时】　3学时。

【培训目标】　完成本内容学习后,学员能够:

1. 复述孕期营养的重要性。

2. 列举孕期营养的关键点。

3. 叙述孕期体重管理的方法。

4. 应用平衡膳食宝塔指导孕期营养。

【主要内容】

1. 孕期营养的重要性及关键点。

2. 妊娠期女性的体重管理。

【教学方法】　课堂讲授。

题目6　孕产期心理保健

【学时】　2学时。

【培训目标】　完成本内容学习后,学员能够:

1. 列举孕产期心理障碍可能的原因和影响因素。

2. 复述孕产期心理障碍对母婴健康的影响。

3. 描述孕产期常见心理障碍的特点。

4. 应用测评工具评估孕产妇心理状况。

【主要内容】

1. 孕产期常见心理障碍的原因及影响因素。

2. 孕产期心理障碍对母婴健康的不良影响。

3. 孕产期心理保健的主要内容。

4. 孕产妇心理测评量表的应用。

【教学方法】　课堂讲授。

题目7　孕产期健康教育及管理

【学时】　2学时。

【培训目标】　完成本内容学习后,学员能够:

1. 复述孕产期健康教育的意义。

2. 列举健康教育的常用理论及主要内容。

3. 叙述孕妇学校的设施与管理。

4. 应用健康教育的理论与步骤对孕产妇实施规范的健康教育。

【主要内容】

1. 健康教育的意义。

2. 健康教育的常见理论。

3. 孕妇学校的设施与管理。

4. 孕产期健康教育实践。

【教学方法】　课堂讲授。

题目8　助产士门诊及管理

【学时】　2学时。

【培训目标】　完成本内容学习后,学员能够:

1. 列举助产士门诊工作职责。

2. 描述助产士门诊工作内容。

3. 叙述助产士门诊工作流程。

4. 列举助产士门诊质量评价指标。

【主要内容】

1. 助产士门诊硬件设施要求。

2. 助产士门诊的组织管理。

3. 助产士门诊的工作方式与内容。

4. 助产士门诊工作流程。

5. 助产士门诊工作职责。

6. 助产士门诊质量评价指标。

【教学方法】 课堂讲授。

题目 9　妊娠相关案例

【学时】 6 学时。

【培训目标】 完成本内容学习后,学员能够:

1. 列举妊娠期间的检查内容、妊娠期特有疾病、妊娠期合并症的概念。

2. 描述妊娠期特有疾病、妊娠期合并症的临床表现。

3. 叙述护理评估内容。

4. 列举护理问题和护理措施。

【主要内容】

1. 正常孕妇妊娠期间的管理。

2. 妊娠期高血压疾病孕妇的围产期护理。

3. 妊娠期糖尿病孕妇的围产期护理。

4. 前置胎盘孕妇的围产期护理。

5. 胎盘早剥孕妇的围产期护理。

【教学方法】 课堂讲授、案例教学、情景模拟。

模块三　正常分娩期的管理

题目 10　产　程　评　估

【学时】 2 学时。

【培训目标】 完成本内容学习后,学员能够:

1. 复述阴道分娩的评估内容。

2. 列举产力异常、产道异常、胎位异常的临床表现。

3. 叙述子宫收缩评估方法、骨盆测量的方法及正常值、产程图的意义。

4. 应用产程图判断产程进展。

【主要内容】

1. 孕妇评估的内容及方法。

2. 产程评估。

【教学方法】 课堂讲授。

题目 11 产 程 管 理

【学时】 4 学时。

【培训目标】 完成本内容学习后,学员能够:

1. 复述产程相关概念。

2. 列举产程护理评估的主要内容。

3. 叙述产程中产妇及新生儿的护理措施。

4. 应用护理程序对分娩期妇女实施照护。

【主要内容】

1. 第一产程的管理。

2. 第二产程的管理。

3. 第三产程的管理。

4. 分娩后初期的管理。

【教学方法】 课堂讲授。

题目 12 分娩疼痛的身心整体管理

【学时】 5 学时(理论:4 学时;实践:1 学时)。

【培训目标】 完成本内容学习后,学员能够:

1. 复述影响分娩疼痛的生物、心理、社会等因素。

2. 列举分娩疼痛的阶梯式治疗方法。

3. 叙述药物镇痛、非药物镇痛的方法和机制。

4. 应用所学内容预防药物镇痛的不良反应,从身心整体角度关爱、支持产妇分娩。

【主要内容】

1. 分娩及分娩疼痛的影响因素。

2. 分娩疼痛的药物治疗。

3. 分娩疼痛的非药物身心整体治疗。

【教学方法】 课堂讲授、小组讨论。

题目 13 产程中自由体位实施与管理

【学时】 5 学时(理论:4 学时;实践:1 学时)。

【培训目标】 完成本内容学习后,学员能够:

1. 复述产程中母体体位的意义。

2. 列举各种分娩体位的作用。

3. 叙述运用各种体位分娩的注意事项。

4. 应用自由体位指导产妇分娩。

【主要内容】

1. 自由体位分娩的意义。

2. 各种分娩体位的作用和注意事项。

3. 自由体位的指导和产妇配合。

【教学方法】 课堂讲授、情景演练。

题目 14　分娩后初期管理

【学时】 2 学时。

【培训目标】 完成本内容学习后,学员能够:

1. 列举分娩初期产妇生理及心理变化。

2. 复述分娩后初期母婴护理要点。

3. 叙述母婴皮肤接触及母乳喂养的好处。

4. 指导产妇完成第一次母乳喂养。

【主要内容】

1. 分娩后初期产妇的生理及心理变化。

2. 分娩后初期产妇的管理。

3. 母婴皮肤接触及母乳喂养的好处。

【教学方法】 课堂讲授。

题目 15　新生儿早期基本保健与实施

【学时】 3 学时(理论:2 学时;实践:1 学时)。

【培训目标】 完成本内容学习后,学员能够:

1. 复述新生儿早期基本保健的概念。

2. 列举新生儿早期基本保健措施。

3. 应用新生儿早期基本保健理念实施新生儿管理。

【主要内容】

1. 新生儿早期基本保健的概念及意义。

2. 新生儿早期基本保健的主要内容。

3. 新生儿早期基本保健的管理。

4. 新生儿早期基本保健在我国的应用。

【教学方法】 课堂讲授、模拟演练。

题目 16　分娩相关管理、胎儿附属物异常管理、产后出血管理

【学时】 11 学时。

【培训目标】 完成本内容学习后,学员能够:

1. 复述临产及第一、二、三产程的概念。

2. 列举肩难产的临床表现。

3. 叙述各产程的护理要点。

4. 应用肩难产的处理方法对肩难产产妇进行护理。

5. 复述前置胎盘的分类。

6. 列举前置胎盘和胎盘早剥的临床表现。

7. 叙述胎膜早破的预防及处理。

8. 正确应用脐带脱垂的应急处理流程。

9. 复述产后出血的原因及临床表现。

10. 列举产后出血产妇的评估及观察要点。

11. 应用护理程序为产后出血产妇制订护理计划。

【主要内容】

1. 正常产妇的产程管理。

2. 头位难产产妇的产程助产。

3. 前置胎盘、胎膜早破、胎盘早剥、脐带脱垂、前置血管孕妇的围产期护理。

4. 阴道分娩产后出血产妇的围产期护理。

5. 剖宫产术后产后出血产妇的围产期护理。

【教学方法】 课堂讲授、案例教学、情景模拟。

模块四 高危妊娠的分娩期管理

题目 17 妊娠期特有疾病的诊治及管理

【学时】 4学时。

【培训目标】 完成本内容学习后,学员能够:

1. 复述妊娠期高血压、子痫前期、子痫的诊断标准。

2. 复述妊娠期糖尿病的诊断标准。

3. 列举妊娠期高血压、妊娠期糖尿病的临床表现。

4. 应用妊娠期高血压、妊娠期糖尿病的护理措施。

【主要内容】

1. 妊娠期高血压的诊治与管理。

2. 妊娠期糖尿病的诊治与管理。

【教学方法】 课堂讲授。

题目 18 妊娠期合并症的诊治及管理

【学时】 4学时。

【培训目标】 完成本内容学习后,学员能够:

1. 复述妊娠期合并症的病理变化。

2. 列举妊娠期合并症的临床表现。

3. 叙述妊娠期合并症母体和胎儿的评估内容。

4. 应用适宜的护理措施对产妇和新生儿进行护理。

【主要内容】

1. 妊娠合并血液系统疾病的诊治与管理。

2. 妊娠合并心脏病的诊治与管理。

3. 妊娠合并甲状腺疾病的诊治与管理。

【教学方法】 课堂讲授。

题目 19　产科监测方法的应用

【学时】　2 学时。

【培训目标】　完成本内容学习后,学员能够:

1. 复述产前 B 型超声检查的目的。

2. 列举超声筛查的致命性畸形类别。

3. 叙述妊娠不同时期超声检查项目。

4. 应用超声胎儿生长参数表评估胎儿生长发育状态。

【主要内容】

1. 超声检查在产科中的应用。

2. 胎心监护的应用与异常图形的识别。

【教学方法】　课堂讲授。

题目 20　催产、引产的管理

【学时】　2 学时。

【培训目标】　完成本内容学习后,学员能够:

1. 复述催产、引产的定义及作用机制。

2. 列举催产、引产的适应证及禁忌证。

3. 叙述催产、引产的注意事项。

4. 应用 Bishop 评分法评价宫颈成熟度。

【主要内容】

1. 催产、引产的概述。

2. 催产的适应证和禁忌证。

3. 引产的适应证和禁忌证。

4. 引产前宫颈评价。

5. 催产、引产的临床操作。

【教学方法】　课堂讲授。

题目 21　妊娠期感染疾病及产科职业防护

【学时】　2 学时。

【培训目标】　完成本内容学习后,学员能够:

1. 复述梅毒、艾滋病、乙肝及 TORCH 综合征的传播途径、临床表现、筛查和预防措施。

2. 列举常见妊娠期感染性疾病母婴阻断措施。

3. 叙述职业暴露原因及防护措施。

4. 对妊娠期感染性疾病的女性进行健康指导。

【主要内容】

1. 孕期感染筛查与预防。

2. 经血液、性传播疾病的母婴阻断。

3. 产房职业防护措施。

【**教学方法**】　课堂讲授。

题目 22　孕产妇及新生儿急救

【**学时**】　14 学时（理论：8 学时；实践：6 学时）。

【**培训目标**】　完成本内容学习后，学员能够：

1. 复述孕产妇、新生儿危急情况的原因。
2. 列举常用急救药物及用药后护理。
3. 叙述孕产妇和新生儿复苏的流程。
4. 正确应用孕产妇和新生儿的急救措施。

【**主要内容**】

1. 产科快速反应团队的建设。
2. 产后出血的预防与管理。
3. 瘢痕子宫经阴道分娩的管理。
4. 肩难产的预防与处理。
5. 羊水栓塞的救治。
6. 孕产妇心肺复苏。
7. 新生儿复苏。

【**教学方法**】　课堂讲授、操作演练。

题目 23　新生儿复苏案例

【**学时**】　3 学时。

【**培训目标**】　完成本内容学习后，学员能够：

1. 复述足月羊水清新生儿的复苏流程。
2. 列举羊水粪染无活力的新生儿初步复苏步骤。
3. 叙述早产儿复苏时用氧的注意事项。
4. 应用新生儿复苏流程对足月新生儿进行窒息复苏。

【**主要内容**】

1. 足月羊水清的新生儿复苏。
2. 足月羊水粪染的新生儿复苏。
3. 早产儿的复苏。
4. 濒死儿的复苏。

【**教学方法**】　课堂讲授、案例教学、情景模拟。

模块五　产褥期管理

题目 24　正常产褥期护理

【**学时**】　2 学时。

【**培训目标**】　完成本内容学习后，学员能够：

1. 复述正常产褥期母体的生理变化。

2. 列举产褥期生理变化的观察要点与护理措施。

3. 叙述产褥期不同时段的临床表现。

4. 应用不同护理措施预防产褥期异常情况的发生。

【主要内容】

1. 产褥期的定义。

2. 产褥期母体的生理变化。

3. 产褥期的临床表现。

4. 产褥期的观察要点及处理。

【教学方法】　课堂讲授。

题目 25　产褥期异常情况的观察与处理

【学时】　4 学时。

【培训目标】　完成本内容学习后,学员能够:

1. 复述产褥感染、晚期产后出血的定义。

2. 列举产褥期异常的观察要点及护理措施。

3. 叙述产褥异常的临床表现。

4. 应用相应措施做好产褥感染、晚期产后出血的预防、治疗和处理。

【主要内容】

1. 产褥感染的临床表现、诊治、观察及护理要点。

2. 晚期产后出血的定义、临床表现、诊治及护理要点。

【教学方法】　课堂讲授。

题目 26　产后盆底功能障碍及康复

【学时】　2 学时。

【培训目标】　完成本内容学习后,学员能够:

1. 复述盆底功能障碍的概念。

2. 列举盆底康复的 4 种方法。

3. 叙述盆底功能评估的常用方法。

4. 应用 POP-Q(盆腔器官脱垂定量分期)方法对盆底脏器脱垂进行分度。

【主要内容】

1. 女性盆底功能障碍性疾病的概念。

2. 妊娠、分娩与女性盆底功能障碍的关系。

3. 产后盆底功能的评估。

4. 产后盆底功能的康复。

【教学方法】　课堂讲授。

题目 27　新生儿母亲床旁护理及管理

【学时】　2 学时。

【培训目标】　完成本内容学习后,学员能够:

1. 复述新生儿母亲床旁护理的概念。
2. 列举新生儿母亲床旁护理的实践意义。
3. 叙述新生儿母亲床旁护理的管理要点。
4. 应用评估表对新生儿进行护理观察和皮肤评估。

【主要内容】

1. 新生儿母亲床旁护理的概念。
2. 新生儿母亲床旁护理的意义。
3. 新生儿母亲床旁护理的管理和实施。

【教学方法】 课堂讲授。

题目 28　产褥期相关案例

【学时】 2 学时。

【培训目标】 完成本内容学习后,学员能够:

1. 复述母婴同室中产妇的观察及护理内容。
2. 列举产褥感染的原因、病原体及感染途径。
3. 叙述产褥感染的临床表现。
4. 复述产褥感染的预防及护理措施。

【主要内容】

1. 正常分娩产后产妇护理及管理。
2. 产褥感染产妇的护理。

【教学方法】 课堂讲授、案例教学。

模块六　新生儿护理

题目 29　正常新生儿护理

【学时】 3 学时。

【培训目标】 完成本内容学习后,学员能够:

1. 复述新生儿和正常足月儿的概念。
2. 描述正常新生儿的生理及外观特点。
3. 应用正常新生儿出生后的护理措施对新生儿实施护理。

【主要内容】

1. 新生儿和正常足月儿的定义。
2. 正常新生儿生理及外观特点。
3. 正常新生儿的护理措施。
4. 正常新生儿居家护理的健康教育。

【教学方法】 课堂讲授。

题目 30　新生儿常见产伤及护理

【学时】 3 学时。

【培训目标】　完成本内容学习后,学员能够:

1. 复述新生儿产伤的定义及常见损伤分类。

2. 列举新生儿损伤的原因。

3. 叙述新生儿损伤的临床表现。

4. 应用护理程序对发生各类损伤的新生儿进行护理。

【主要内容】

1. 新生儿产伤的概述。

2. 新生儿皮肤损伤的护理。

3. 新生儿头颅血肿的护理。

4. 新生儿神经损伤的护理。

5. 新生儿骨折的护理。

【教学方法】　课堂讲授。

模块七　母乳喂养管理

题目 31　母乳喂养知识与技巧

【学时】　5 学时(理论:3 学时;实践:2 学时)。

【培训目标】　完成本内容学习后,学员能够:

1. 复述母乳喂养的概念。

2. 列举母乳喂养的好处。

3. 叙述促进和支持母乳喂养的措施。

4. 应用母乳喂养的技巧。

【主要内容】

1. 母乳喂养的概念。

2. 母乳喂养的优点。

3. 母乳喂养的技巧。

4. 住院期间母乳喂养的管理。

【教学方法】　课堂讲授、操作练习。

题目 32　母乳喂养常见问题的预防与护理

【学时】　3 学时。

【培训目标】　完成本内容学习后,学员能够:

1. 列举分娩初期母乳喂养的常见问题。

2. 叙述乳头、乳房形态对哺乳的影响及护理措施。

3. 列举常见乳汁分泌不足的原因及护理措施。

4. 复述乳头疼痛、乳房肿胀、乳腺炎的原因、预防及处理措施。

5. 应用母乳喂养知识识别及处理临床中常见的母乳喂养难点问题。

【主要内容】

1. 分娩初期母乳喂养的常见问题。

2. 早期新生儿频繁有效吸吮的重要作用。

3. 乳汁分泌不足的判断标准和处理方法。

4. 乳头疼痛、乳房肿胀、乳腺炎的预防与处理。

【教学方法】 课堂讲授。

题目 33 母亲患病期间的母乳喂养

【学时】 3学时。

【培训目标】 完成本内容学习后,学员能够:

1. 列举影响母乳喂养的常见疾病种类。

2. 叙述药物与乳汁之间的运输机制。

3. 复述哺乳期的用药原则。

4. 对患病产妇进行正确的母乳喂养指导。

【主要内容】

1. 患有急慢性传染病母亲的母乳喂养指导。

2. 患有内科疾病母亲的母乳喂养指导。

3. 母乳喂养期间用药的注意事项。

【教学方法】 课堂讲授。

模 块 八 助 产 技 术

题目 34 第一产程相关的助产操作

【学时】 3学时。

【培训目标】 完成本内容学习后,学员能够:

1. 复述助产操作(宫高/腹围测量、阴道检查、四步触诊、宫缩评估)的环境和体位要求。

2. 列举宫高/腹围测量、阴道检查、四步触诊、宫缩评估的操作要点。

3. 叙述宫高/腹围测量、阴道检查、四步触诊、宫缩评估操作的具体步骤。

4. 应用宫高/腹围测量、阴道检查、四步触诊、宫缩评估操作对孕产妇进行检查。

【主要内容】

1. 宫高、腹围的测量方法。

2. 阴道检查的操作要点。

3. 电子胎心监护的操作要点。

4. 四步触诊的操作要点。

5. 宫缩评估的操作要点。

【教学方法】 课堂讲授、多媒体教学。

题目 35 第二产程相关的助产操作

【学时】 3学时。

【培训目标】 完成本内容学习后,学员能够:

1. 复述会阴神经阻滞麻醉、会阴切开、阴道助产的适应证。

2. 列举会阴神经阻滞麻醉、会阴切开、阴道助产的操作要点。

3. 叙述会阴适度保护的要点。

4. 正确进行第二产程助产操作。

【主要内容】

1. 会阴神经阻滞麻醉的适应证与操作要点。

2. 会阴切开的适应证及缝合要点。

3. 阴道助产技术的适应证与操作要点。

4. 会阴适度保护的操作要点。

【教学方法】 课堂讲授。

题目 36　第三产程相关的助产操作

【学时】 3 学时。

【培训目标】 完成本内容学习后,学员能够:

1. 复述胎盘、胎膜的检查要点。

2. 列举子宫按摩的方法。

3. 叙述会阴伤口缝合的要点。

4. 正确识别和处理会阴血肿。

【主要内容】

1. 胎盘娩出的征象及胎盘、胎膜检查要点。

2. 按摩子宫的方法。

3. 会阴、阴道检查及自然裂伤的缝合要点。

4. 阴道血肿的识别与处理。

【教学方法】 课堂讲授。

(姜　梅)

血液净化专科护士理论培训大纲

一、适用人群

血液净化专科护士。

二、教学时数

总学时:128 学时。

三、培训目标

完成培训后,学员能够:

（一）识记

1. 血液净化的相关概念。

2. 人体血液、体液的理化性质及生理病理特点。

3. 急慢性肾脏病的病因、分型与临床表现。

4. 血液净化治疗的种类与特点。

5. 体外循环用血管通路的分类与特点。

6. 血液净化治疗常见药物的作用及用药注意事项。

7. 血液净化的工作原理、治疗模式及相关设备的组成与维护。

8. 血液净化装置的结构与相关参数的含义。

9. 血液净化中心的感染防控要点。

（二）理解

1. 人体各系统生理功能对肾脏功能的影响。

2. 肾脏的基本功能与相关因素。

3. 人体水电解质、酸碱失衡的临床表现。

4. 半透膜、渗透学说与血液净化的基本原理。

5. 容量评估与透析充分性评价方法。

6. 维持性血液透析病人的营养状况评估。

7. 血液净化急慢性并发症的观察与护理。

8. 血液净化在危重症病人中的应用。

9. 特殊血液净化治疗模式的原理及应用。

10. 血液透析病人的心理状况。

11. 血液净化中心管理流程与应急预案。

（三）运用

1. 血液净化相关理论和技术。

2. 血液净化病人血管通路的评估。

3. 维持性血液透析病人的护理评估。

4. 血液净化病人安全风险评估工具的使用。

5. 血液净化病人的容量评估。

6. 血液净化病人的营养评估。

7. 血液净化病人的运动指导。

8. 血液净化病人依从性的评估及管理。

9. 各类透析人群的心理干预及沟通技巧。

10. 维持性血液透析病人的健康教育方法。

11. 血液透析病人的居家管理。

12. 血液净化病人急救护理措施。

13. 血液净化相关护理操作规范及注意事项。

14. 血液净化治疗中报警及突发事件的处理。

四、教学方法

1. 课堂讲授。
2. 小组讨论。
3. 情景模拟等。

五、评价方法

采用闭卷理论考试,专科理论占理论考核总成绩的 80%,理论考核总成绩为 100 分,≥60 分为合格。

六、教材及主要参考资料

1. 向晶,马志芳. 血液透析专科护理操作指南［M］. 北京：人民卫生出版社, 2014.
2. 向晶,马志芳. 血液透析用血管通路护理操作指南［M］. 北京：人民卫生出版社, 2015.
3. 马志芳,向晶. 血液净化中心感染防控护理管理指南［M］. 北京：人民卫生出版社, 2016.
4. 林惠凤. 实用血液净化护理［M］. 2 版. 上海：上海科学技术出版社, 2016.
5. 李秀华,孙红. 专科护理导论［M］. 北京：人民卫生出版社, 2018.
6. 陈香美. 血液净化标准操作规程［M］. 北京：人民军医出版社, 2020.

七、教学进度表

培训模块	培训内容	授课学时	实践学时	总学时
一、血液净化护理概述	1. 血液净化专科现状与发展	4	—	8
	2. 血液透析病人的心理特征与人文护理	4	—	
二、人体内环境与各系统功能	3. 人体内环境组成、理化性质与稳态理论	4	—	12
	4. 人体血液循环与肾脏功能	4	—	
	5. 人体营养摄入与新陈代谢	4	—	
三、肾脏功能与疾病	6. 肾脏解剖特点与功能评价	4	—	20
	7. 肾脏疾病相关影响因素	4	—	
	8. 急慢性肾脏疾病发病机制、分型与预后	4	—	
	9. 各系统疾病对肾脏功能的影响	8	—	
四、血液净化专业理论	10. 血液净化相关理论与基本原理	4	—	20
	11. 血液净化装置的结构、性质与相关参数	8	—	
	12. 血液净化设备的工作原理、使用标准与维护	8	—	

培训模块	培训内容	授课学时	实践学时	总学时
五、血液净化护理管理	13. 血液净化中心分区原则与管理	4	—	28
	14. 血液净化中心护理质量管理	4	—	
	15. 血液净化中心人力资源管理	4	—	
	16. 血液净化中心药品及耗材管理	4	—	
	17. 血液净化中心传染性疾病防控管理	4	—	
	18. 血液净化中心感染防控策略	4	—	
	19. 血液净化中心风险管理与应急预案	4	—	
六、血液净化专科护理	20. 常见血液净化治疗的种类、特点与护理	4	—	32
	21. 血液净化护理操作规范	4	—	
	22. 血液净化病人血管通路分类与维护	4	—	
	23. 血液净化病人护理评估	2	—	
	24. 血液净化病人的用药护理	2	—	
	25. 透析充分性评价及容量平衡	4	—	
	26. 血液净化中心急救护理技术	4	—	
	27. 血液净化治疗急性并发症观察与护理	4	—	
	28. 血液净化治疗慢性并发症观察与护理	4	—	
七、血液净化病人健康教育	29. 维持性血液透析病人心理状态评估	2	—	8
	30. 维持性血液透析病人依从性管理与健康教育	2	—	
	31. 维持性血液透析病人的自我管理与健康教育	4	—	
合计		128	0	128

八、授课计划

模块一　血液净化护理概述

题目1　血液净化专科现状与发展

【学时】　4学时。

【培训目标】　完成本内容学习后,学员能够:

1. 陈述血液净化专科发展概况。

2. 描述现有血液净化治疗模式的特点与应用范围。

3. 列举血液净化护理专科特点与专科护士的核心能力。

4. 复述血液净化伦理问题的决策模式。

【主要内容】

1. 血液净化专业的历史沿革与专科发展现况。

2. 血液净化技术的特点与临床应用。

3. 血液净化专科护士的核心能力。

4. 血液净化伦理问题的决策依据与模式。

【教学方法】 课堂讲授。

题目2　血液透析病人的心理特征与人文护理

【学时】 4学时。

【培训目标】 完成本内容学习后,学员能够:

1. 复述维持性血液透析病人的心理特征。

2. 列举维持性血液透析病人的人文需求评估工具。

3. 应用人文护理技巧对血液透析病人实施人文护理。

【主要内容】

1. 血液透析病人的心理特征及人文需求评估工具的使用。

2. 血液净化病人的人文护理技巧。

【教学方法】 课堂讲授、小组讨论、情景模拟。

模块二　人体内环境与各系统功能

题目3　人体内环境组成、理化性质与稳态理论

【学时】 4学时。

【培训目标】 完成本内容学习后,学员能够:

1. 复述人体内环境的概念与作用。

2. 阐述内环境的构成及理化性质。

3. 复述内环境稳态的意义与调节方式。

4. 复述各系统功能及对内环境的影响。

5. 描述肾脏功能受损与内环境变化。

6. 复述血液、体液检测正常值及意义。

【主要内容】

1. 人体内环境的概念与作用。

2. 内环境的构成及理化性质。

3. 内环境稳态的意义与调节方式。

4. 各系统功能对内环境的影响。

5. 血液、体液检测正常值及意义。

【教学方法】 课堂讲授、小组讨论。

题目4　人体血液循环与肾脏功能

【学时】 4学时。

【**培训目标**】　完成本内容学习后,学员能够:

1. 复述体循环、肺循环的概念。
2. 解释体循环、肺循环的特点及功能。
3. 分析血压、心率等形成原理及相互的影响。
4. 列举心功能常用评价方法,解读心功能评价检测报告。
5. 分析心、肺功能变化等对肾脏疾病的影响。
6. 复述肾脏的基本功能与肾脏血液循环特点。
7. 解释血液循环变化对肾脏功能的影响。

【**主要内容**】

1. 体循环、肺循环的概念、特点及功能。
2. 动静脉血管分级、解剖结构及生理功能。
3. 心脏泵血功能评价方法。
4. 血压的形成原理、正常值及影响因素。
5. 心血管系统的调节作用。
6. 肾脏功能与肾脏血液循环特点。

【**教学方法**】　课堂讲授、小组讨论。

题目5　人体营养摄入与新陈代谢

【**学时**】　4学时。

【**培训目标**】　完成本内容学习后,学员能够:

1. 叙述消化系统功能、人体营养摄入与新陈代谢。
2. 描述营养摄入途径、特点与应用。
3. 描述慢性肾脏病病人营养不良原因与营养摄入原则。
4. 列举维持性血液透析病人营养不良的评估指标。

【**主要内容**】

1. 食物中的营养素与人体能量需求。
2. 营养素摄入途径与消化吸收。
3. 不同人群营养状态评估。
4. 慢性肾脏病病人营养不良的原因及血液透析病人营养摄入原则。

【**教学方法**】　课堂讲授、小组讨论。

模块三　肾脏功能与疾病

题目6　肾脏解剖特点与功能评价

【**学时**】　4学时。

【**培训目标**】　完成本内容学习后,学员能够:

1. 描述我国肾脏疾病流行病学变化特点。
2. 复述肾脏解剖结构、基本功能与特点。
3. 列举慢性肾脏病定义与功能分期。

【主要内容】

1. 我国肾脏疾病发病率、患病率等流行病学变化特点。

2. 肾脏解剖结构、基本功能与特点。

3. 慢性肾脏病分期、临床表现、特点。

【教学方法】　课堂讲授、小组讨论。

题目7　肾脏疾病相关影响因素

【学时】　4学时。

【培训目标】　完成本内容学习后,学员能够:

1. 解释老龄化与肾功能下降的相关性。

2. 描述人口老龄化、环境污染、生活方式变化等对肾脏疾病的影响。

【主要内容】

1. 年龄变化对肾功能的影响。

2. 环境污染对肾脏排泄功能的影响。

3. 饮食不当、肥胖等对肾脏功能的影响。

【教学方法】　课堂讲授、小组讨论。

题目8　急慢性肾脏疾病发病机制、分型与预后

【学时】　4学时。

【培训目标】　完成本内容学习后,学员能够:

1. 复述急性肾损伤的病因、分类、发病机制、临床表现、治疗原则。

2. 复述慢性肾脏病的病因、分类、发病机制、临床表现、治疗原则。

3. 阐述尿毒症毒素对人体主要脏器的影响。

4. 描述肾活检操作方法与护理原则。

【主要内容】

1. 急性肾损伤的分期、发病机制、病理特点、临床表现及治疗原则。

2. 慢性肾脏病的分期、发病机制、病理特点、临床表现及治疗原则。

3. 尿毒症毒素对人体主要脏器的影响。

4. 肾活检操作方法与护理原则。

【教学方法】　课堂讲授、小组讨论。

题目9　各系统疾病对肾脏功能的影响

【学时】　8学时。

【培训目标】　完成本内容学习后,学员能够:

1. 复述呼吸系统、心血管系统疾病发病机制、临床表现、治疗原则。

2. 复述消化系统、神经系统疾病发病机制、临床表现、治疗原则。

3. 描述各系统疾病对肾脏功能影响。

【主要内容】

1. 呼吸系统、心血管系统疾病发病机制、临床表现、治疗原则。

2. 消化系统、神经系统疾病发病机制、临床表现、治疗原则。

3. 各系统疾病对肾脏功能影响。

【教学方法】 课堂讲授、小组讨论。

模块四　血液净化专业理论

题目 10　血液净化相关理论与基本原理

【学时】 4学时。

【培训目标】 完成本内容学习后,学员能够:

1. 描述渗透学说的概念及基本理论。

2. 描述半透膜结构特点及功能。

3. 复述渗透学说、半透膜结构在血液净化治疗技术的应用。

4. 解释弥散、超滤、对流、吸附等基本概念和原理。

5. 叙述弥散、超滤、对流、吸附在血液净化治疗中的作用。

【主要内容】

1. 渗透学说的基本概念与内容。

2. 半透膜理论在血液净化中的应用。

3. 弥散、超滤、对流、吸附的基本概念和特点。

4. 弥散、超滤、对流、吸附对人体血液中毒素的清除作用。

【教学方法】 课堂讲授、小组讨论。

题目 11　血液净化装置的结构、性质与相关参数

【学时】 8学时。

【培训目标】 完成本内容学习后,学员能够:

1. 描述和解释半透膜概念与膜平衡原理。

2. 复述血液净化装置的基本结构与特点。

3. 描述中空纤维的材质、理化性质、清除性能与生物相容性。

4. 复述超滤系数的定义。

【主要内容】

1. 半透膜概念与膜平衡原理。

2. 血液净化装置的基本结构与特点。

3. 中空纤维的材质、理化性质、清除性能与生物相容性评价。

4. 超滤系数、筛选系数的定义、计算方法及临床意义。

【教学方法】 课堂讲授、小组讨论。

题目 12　血液净化设备的工作原理、使用标准与维护

【学时】 8学时。

【培训目标】 完成本内容学习后,学员能够:

1. 解释水处理机的工作原理。

2. 阐述水处理运输管道材质特点、运行轨迹、分配系统理论。

3. 解释血液净化机器电路、水路及监测功能工作原理。

4. 复述血液净化机器、治疗环境等监测标准与管理。

5. 复述透析液配比、成分、储存与使用。

【主要内容】

1. 水处理机的基本工作原理。

2. 水处理运输管道材质特点、运行轨迹理论。

3. 血液净化机器电路、水路、监测原理及功能。

4. 血液净化机器、治疗环境等监测标准与管理。

5. 透析液配比、成分、储存与使用。

【教学方法】 课堂讲授、小组讨论。

模块五　血液净化护理管理

题目 13　血液净化中心分区原则与管理

【学时】 4学时。

【培训目标】 完成本内容学习后,学员能够:

1. 描述血液净化中心基本功能区域的分类和划分原则。

2. 叙述清洁区、潜在污染区、污染区、缓冲区的管理规范。

【主要内容】

1. 血液净化中心基本功能区域的分类和划分原则。

2. 清洁区、潜在污染区、污染区、缓冲区的应用与管理规范。

【教学方法】 课堂讲授、小组讨论。

题目 14　血液净化中心护理质量管理

【学时】 4学时。

【培训目标】 完成本内容学习后,学员能够:

1. 描述现代血液净化中心流程化、标准化管理理论。

2. 列举血液净化中心关键数据信息化、智能化管理策略。

3. 描述血液净化中心透析质量评价与持续改进的主要内容。

4. 复述血液净化中心安全管理与不良事件的记录与分析。

5. 描述血液净化中心质量指标的定义、计算方法及目标管理。

【主要内容】

1. 血液净化中心流程化、标准化管理理论及应用。

2. 血液净化中心数据信息化、智能化管理策略。

3. 血液净化中心质量评价、安全管理与不良事件分析。

4. 透析质量评价指标、内容及方法。

【**教学方法**】　课堂讲授、小组讨论。

题目 15　血液净化中心人力资源管理

【**学时**】　4 学时。

【**培训目标**】　完成本内容学习后,学员能够:

1. 描述血液净化中心护士职业规划与发展。

2. 列举血液净化中心专业护理技术人员岗位职责。

3. 运用团队建设知识创建团队文化。

4. 应用排班技巧对病人及护士进行合理排班。

【**主要内容**】

1. 血液净化中心护理人员组织结构及团队建设。

2. 血液净化中心护理管理与专业护理技术人员岗位管理与实践。

3. 血液净化中心护理人员工作职责。

4. 血液透析室排班技巧(病人排班、护士排班)。

【**教学方法**】　课堂讲授、小组讨论。

题目 16　血液净化中心药品及耗材管理

【**学时**】　4 学时。

【**培训目标**】　完成本内容学习后,学员能够:

1. 列举血液净化中心常用药品、医疗耗材种类和特点。

2. 描述血液净化中心常用药品、医疗耗材分类放置要求与管理规范。

3. 描述各类常用药品、医疗耗材查对与清点的要求。

【**主要内容**】

1. 血液净化中心常用药品、医疗耗材的种类和特点。

2. 血液净化中心常用药品、医疗耗材的存储位置、管理规范及注意事项。

3. 血液净化中心常用药品、医疗耗材的查对与清点。

【**教学方法**】　课堂讲授、小组讨论。

题目 17　血液净化中心传染性疾病防控管理

【**学时**】　4 学时。

【**培训目标**】　完成本内容学习后,学员能够:

1. 列举血源性、呼吸道、消化道传染性疾病传播途径、临床表现及筛查途径。

2. 复述血源性、呼吸道、消化道传染性疾病防护流程。

【**主要内容**】

1. 连续性有创操作对血源性、呼吸道、消化道传染性疾病传播的影响。

2. 血源性、呼吸道、消化道传染性疾病的临床表现及筛查流程。

3. 血液净化中心传染性疾病的防护规范与流程。

4. 传染性疾病暴发的评判标准及上报流程。

【**教学方法**】　课堂讲授、小组讨论。

题目 18　血液净化中心感染防控策略

【**学时**】　4 学时。

【**培训目标**】　完成本内容学习后,学员能够:

1. 复述血液净化中心感染防控管理流程。

2. 描述血液净化中心环境、物品表面、空气等管理规范。

3. 复述手卫生规范、标准预防、无菌技术、安全注射的概念。

4. 列举锐器伤的处理原则与上报程序。

5. 描述医疗废弃物的特点与分类放置、安全转运要求与管理规范。

6. 列举预防血管通路感染的集束化措施。

【**主要内容**】

1. 血液净化中心环境、物品表面、空气等管理规范。

2. 透析单元的组成与终末消毒概念。

3. 血液净化中心操作特点与手卫生、标准个人防护原则。

4. 锐器伤的预防、应对原则与上报程序。

5. 医疗废弃物的处理原则、分类放置、安全转运要求与管理规范。

6. 导管相关血流感染的防控策略。

7. 动静脉内瘘（AVF）、动静脉移植物内瘘（AVG）的感染预防。

【**教学方法**】　课堂讲授、小组讨论。

题目 19　血液净化中心风险管理与应急预案

【**学时**】　4 学时。

【**培训目标**】　完成本内容学习后,学员能够:

1. 复述血液净化中心应急事件发生特点及应对管理。

2. 描述各种突发事件的应急预案的流程。

3. 列举在处理突发事件过程中的关键环节。

4. 复述出现突发事件时各岗位人员的职责。

5. 应用血液净化中心个体、群体急救流程建立应急策略。

【**主要内容**】

1. 血液净化中心突发事件应急预案概述及组织体系。

2. 血液净化中心机器设备故障的应急措施。

3. 水、火、电、气等突发事件的应急预案。

4. 血液净化病人安全风险等评估内容及方法。

5. 血液净化中心个体、群体急救流程建立应急策略。

【**教学方法**】　课堂讲授、小组讨论、情景模拟。

模块六　血液净化专科护理

题目20　常见血液净化治疗的种类、特点与护理

【**学时**】　4学时。

【**培训目标**】　完成本内容学习后,学员能够:

1. 列举常见血液净化治疗的种类及特点。

2. 阐述不同类型血液净化治疗的护理要点。

【**主要内容**】

1. 常见血液净化治疗的种类与特点。

2. 不同血液净化治疗(血液透析、血液透析滤过、血液灌流、连续性血液净化等)的护理要点。

【**教学方法**】　课堂讲授、小组讨论。

题目21　血液净化护理操作规范

【**学时**】　4学时。

【**培训目标**】　完成本内容学习后,学员能够:

1. 复述血液净化基础操作与专科操作项目和内容。

2. 描述血液净化操作基本原则和管理规范。

3. 描述血液净化安全注射关键环节。

4. 列举血液净化病人标本采集要点。

【**主要内容**】

1. 血液净化基础操作与专科操作项目和内容。

2. 血液净化密闭式操作理念和内涵。

3. 血液净化操作流程和管理规范。

4. 血液净化安全注射的关键环节与规范。

5. 血液净化病人标本采集及运送。

【**教学方法**】　课堂讲授、小组讨论。

题目22　血液净化病人血管通路分类与维护

【**学时**】　4学时。

【**培训目标**】　完成本内容学习后,学员能够:

1. 复述人体动静脉血管结构、分布及功能。

2. 复述血液净化各类血管通路的建立原则与方法。

3. 列举各类血管通路特点及使用原则。

4. 列举血液净化血管通路的维护策略。

5. 应用血管通路评估方法对病人实施正确的评估。

6. 描述血管通路并发症的发生原因、并发症监测及处理。

【主要内容】

1. 人体动静脉血管系统的结构、分布及功能。

2. 不同类型血管通路的建立原则与方法。

3. 血液净化血管通路的使用原则及维护策略。

4. 血管通路评估、使用和长期动态评估方式及护理干预。

5. 血管通路并发症主要类型及临床表现。

6. 血管通路急性并发症的应急处理原则。

7. 血管通路慢性并发症的预防措施与早期发现。

8. 血管通路慢性并发症护理评估和护理原则。

【教学方法】 课堂讲授、小组讨论。

题目 23　血液净化病人护理评估

【学时】 2学时。

【培训目标】 完成本内容学习后,学员能够:

1. 复述透析前评估内容。

2. 描述维持性血液透析病人干体重或容量的概念及评估方法。

3. 复述血液净化病人透析充分性的评价方法。

4. 识别血液净化病人营养状态与运动能力。

5. 分析血液净化病人心理状态并提供指导。

【主要内容】

1. 透析前护理评估内容。

2. 维持性血液透析病人干体重评价及容量管理。

3. 血液净化病人透析充分性的评估。

4. 血液净化病人营养评估与管理手段。

5. 不同类型血液净化病人运动能力评估与康复锻炼方式。

6. 不同类型血液净化病人心理状态评估及应对方式。

【教学方法】 课堂讲授、小组讨论、情景模拟。

题目 24　血液净化病人的用药护理

【学时】 2学时。

【培训目标】 完成本内容学习后,学员能够:

1. 复述血液净化相关药物种类及药物代谢特点。

2. 阐述血液净化病人的给药途径及给药时机。

3. 列举血液净化病人的药物使用原则及护理要点。

【主要内容】

1. 血液净化相关药物种类及药物代谢特点。

2. 血液净化病人的给药途径及给药时机。

3. 血液净化病人的药物使用原则及护理要点。

【教学方法】 课堂讲授。

题目 25 透析充分性评价及容量平衡

【学时】 4学时。

【培训目标】 完成本内容学习后,学员能够:

1. 复述透析充分性的基本概念。

2. 描述透析充分性对透析治疗的影响。

3. 复述透析充分性的评价方法和标准。

4. 列举透析病人容量平衡管理方法。

【主要内容】

1. 透析充分性的评价方法与意义。

2. 透析病人体重变化与干体重评估。

3. 透析病人每日容量观察与记录。

4. 透析病人容量平衡管理方法。

【教学方法】 课堂讲授、小组讨论。

题目 26 血液净化中心急救护理技术

【学时】 4学时。

【培训目标】 完成本内容学习后,学员能够:

1. 复述心肺复苏、气管插管、吸痰等急救技术的操作方法。

2. 描述各类急救车、急救设备的使用要求。

【主要内容】

1. 心肺复苏、气管插管、吸痰等急救技术应用原则和操作方法。

2. 各类急救设备及物品的使用规范。

【教学方法】 课堂讲授、小组讨论、情景模拟。

题目 27 血液净化治疗急性并发症观察与护理

【学时】 4学时。

【培训目标】 完成本内容学习后,学员能够:

1. 描述血液净化治疗常见急性并发症的发生机制及临床表现。

2. 复述血液净化治疗急性并发症的预防措施与护理原则。

【主要内容】

1. 血液净化主要急性并发症的类型及发病机制、临床特点。

2. 血液净化主要急性并发症的观察要点、护理原则及应急措施。

3. 血液净化主要急性并发症的预防及健康教育方案。

【教学方法】 课堂讲授、小组讨论。

题目 28 血液净化治疗慢性并发症观察与护理

【学时】 4学时。

【**培训目标**】 完成本内容学习后,学员能够:

1. 复述和解释血液净化慢性并发症发生机制及护理原则。

2. 复述血液净化病人慢性并发症的评估内容及方法。

【**主要内容**】

1. 血液净化病人主要慢性并发症的类型、发病机制及临床特点。

2. 血液净化主要慢性并发症的观察要点、护理原则及延续护理方案。

3. 血液净化主要慢性并发症的预防措施及健康教育。

【**教学方法**】 课堂讲授、小组讨论。

模块七 血液净化病人健康教育

题目 29 维持性血液透析病人心理状态评估

【**学时**】 2 学时。

【**培训目标**】 完成本内容学习后,学员能够:

1. 描述血液透析治疗对心理状态的影响。

2. 复述维持性血液透析病人的心理状态特点。

3. 阐述维持性血液透析病人心理状态评估方法与应对方式。

【**主要内容**】

1. 血液透析治疗对病人心理状态的影响。

2. 维持性血液透析病人的心理特征与表现形式。

3. 维持性血液透析病人心理状态评估与应对。

【**教学方法**】 课堂讲授、小组讨论、情景模拟。

题目 30 维持性血液透析病人依从性管理与健康教育

【**学时**】 2 学时。

【**培训目标**】 完成本内容学习后,学员能够:

1. 阐述维持性血液透析病人依从性行为的范畴。

2. 针对血液透析病人实施依从性评估。

3. 对维持性血液透析病人进行健康教育。

【**主要内容**】

1. 维持性血液透析病人透析期与透析间期生活管理。

2. 维持性血液透析病人饮食饮水、运动能力和依从性评估。

3. 维持性血液透析病人通路的观察与评估。

4. 血液透析病人健康教育管理模式。

【**教学方法**】 课堂讲授、小组讨论、情景模拟。

题目 31 维持性血液透析病人的自我管理与健康教育

【**学时**】 4 学时。

【培训目标】 完成本内容学习后,学员能够:

1. 列举病人自我管理能力的评估方法。

2. 复述血液净化健康教育特点与管理模式。

3. 应用评估量表对病人自我管理能力进行评估。

4. 复述维持性血液透析病人的健康指导原则。

【主要内容】

1. 血液净化病人的特征与管理模式。

2. 维持性血液透析病人营养、运动、康复能力评估方法与技巧。

3. 维持性血液透析病人的健康指导原则。

【教学方法】 课堂讲授、小组讨论、情景模拟。

(向 晶 曹立云 夏京华 马志芳 符 霞 檀 敏)

精神卫生专科护士理论培训大纲

一、适用人群

精神卫生专科护士。

二、教学时数

总学时:128 学时。

三、培训目标

完成培训后,学员能够:

(一)识记

1. 精神疾病症状学的主要概念。

2. 精神科疾病的主要临床症状及治疗方法。

3. 精神科药物的分类,不良反应的观察要点。

4. 精神科常见风险的种类、评估方法及护理要点。

5. 精神康复的概念与方法。

6. 心理治疗及心理咨询的概念。

7. 心理护理的基本原则。

8. 无抽搐电休克治疗的概念及护理要点。

9. 医学保护性约束的适应证及操作方法。

（二）理解

1. 精神疾病症状学和心理治疗相关理论。

2. 精神科疾病的病因及发病机制。

3. 专科药物治疗的作用机制。

4. 精神康复治疗的作用。

5. 无抽搐电休克治疗的治疗机制。

6. 心理治疗的作用机制。

（三）运用

1. 精神疾病的主要治疗方法。

2. 精神评估方法。

3. 风险评估技术。

4. 老年综合评估技术。

5. 精神康复技术。

6. 心理咨询方法。

7. 心理护理技术。

8. 精神科常用的临床护理技能。

9. 无抽搐电休克治疗护理技术。

10. 精神科医学保护性约束方法。

11. 运用暴力缓和技巧应对冲突情景。

12. 精神科安全管理的理念和技术。

13. 精神疾病社区管理方法。

四、教学方法

1. 课堂讲授。

2. 小组讨论。

3. 角色扮演。

4. 情景模拟等。

五、评价方法

采用闭卷理论考试，专科理论占理论考核总成绩的 80%，理论考核总成绩为 100 分，≥60 分为合格。

六、教材及主要参考资料

1. 许冬梅，马莉. 精神卫生专科护理［M］. 北京：人民卫生出版社，2018.

2. 陆林. 沈渔邨精神病学［M］. 6 版. 北京：人民卫生出版社，2018.

七、教学进度表

培训模块	培训内容	授课学时	实践学时	总学时
一、常见精神疾病临床症状	1. 精神疾病症状学	8	—	44
	2. 精神分裂症	4	—	
	3. 情感（心境）障碍	4	—	
	4. 神经症	4	—	
	5. 睡眠障碍	4	—	
	6. 心身疾病	4	—	
	7. 应激障碍	4	—	
	8. 物质依赖	4	—	
	9. 老年认知障碍	4	—	
	10. 儿童情绪与行为障碍	4	—	
二、精神疾病主要治疗方法	11. 精神疾病心理治疗	4	—	28
	12. 精神疾病康复治疗	4	—	
	13. 精神疾病药物治疗	8	—	
	14. 精神疾病物理治疗	4	—	
	15. 精神科心理测查量表的应用	4	—	
	16. 自杀的危机干预	4	—	
三、精神疾病专科护理	17. 常见精神疾病及合并躯体病护理	4	—	44
	18. 精神科风险评估与管理	4	—	
	19. 老年精神障碍病人综合评估	4	—	
	20. 精神科临床护理基本技能	2	—	
	21. 无抽搐电休克治疗的方法与护理	4	—	
	22. 精神科医学保护性约束护理	4	—	
	23. 暴力行为应对技巧	—	4	
	24. 精神疾病病人心理护理	4	2	
	25. 精神科沟通交流技巧	2	2	
	26. 精神疾病健康教育方法	4	—	
	27. 精神疾病个案管理	4	—	
四、精神科护理管理	28. 精神科病房开放及封闭管理	4	—	12
	29. 精神科团队能力建设	1	3	
	30. 精神疾病社区管理及延续性护理	4	—	
合计		117	11	128

八、授课计划

模块一 常见精神疾病临床症状

题目1 精神疾病症状学

【学时】 8学时。

【培训目标】 完成本内容学习后,学员能够:

1. 识别常见的精神疾病症状。

2. 描述临床常见的幻觉。

3. 描述临床常见的妄想形式。

4. 识别临床常见的情感障碍。

5. 描述常见的意志行为障碍。

6. 分析临床主要的兴奋状态和木僵状态。

【主要内容】

1. 精神疾病症状学概述。

2. 认知过程和认知过程障碍。

3. 情感过程和情感过程障碍。

4. 意志行为和意志行为障碍。

5. 意识和意识障碍。

6. 精神疾病的综合征。

【教学方法】 课堂讲授、讨论。

题目2 精神分裂症

【学时】 4学时。

【培训目标】 完成本内容学习后,学员能够:

1. 描述精神分裂症的概念、病因及发病机制。

2. 列举精神分裂症的临床表现。

3. 列举精神分裂症的诊断与治疗方法。

4. 应用精神分裂症的预防策略。

【主要内容】

1. 精神分裂症的概述。

2. 精神分裂症病因及发病机制。

3. 精神分裂症的临床表现。

4. 精神分裂症的诊断与鉴别诊断。

5. 精神分裂症的治疗。

6. 精神分裂症的预防。

【教学方法】 课堂讲授、讨论。

题目 3　情感（心境）障碍

【学时】　4 学时。

【培训目标】　完成本内容学习后,学员能够:

1. 复述情感（心境）障碍的概念。

2. 列举情感（心境）障碍的病因。

3. 描述情感（心境）障碍的临床表现。

4. 列举情感（心境）障碍诊断与治疗方法。

5. 应用情感（心境）障碍的预防策略。

【主要内容】

1. 情感（心境）障碍的概述。

2. 情感（心境）障碍的病因及发病机制。

3. 情感（心境）障碍的临床表现。

4. 情感（心境）障碍的诊断标准及鉴别诊断。

5. 情感（心境）障碍的治疗。

6. 情感（心境）障碍的病程与预后。

【教学方法】　课堂讲授、讨论。

题目 4　神　经　症

【学时】　4 学时。

【培训目标】　完成本内容学习后,学员能够:

1. 复述神经症的概念。

2. 列举恐惧症的临床表现及治疗方法。

3. 列举焦虑症的临床表现及治疗方法。

4. 列举强迫症的临床表现及治疗方法。

5. 列举躯体形式障碍的临床表现及治疗方法。

【主要内容】

1. 神经症的概述。

2. 恐惧症的临床表现及治疗。

3. 焦虑症的临床表现及治疗。

4. 强迫症的临床表现及治疗。

5. 躯体形式障碍的临床表现及治疗。

【教学方法】　课堂讲授、讨论。

题目 5　睡　眠　障　碍

【学时】　4 学时。

【培训目标】　完成本内容学习后,学员能够:

1. 复述睡眠障碍的概念。

2. 描述睡眠障碍的病因。

3. 列举睡眠障碍的临床表现。

4. 叙述睡眠障碍的治疗方法。

5. 列举睡眠障碍的预防措施。

【主要内容】

1. 睡眠障碍的概述。

2. 睡眠障碍的病因。

3. 睡眠障碍的临床表现。

4. 睡眠障碍的诊断。

5. 睡眠障碍的治疗。

6. 睡眠障碍的预防。

【教学方法】 课堂讲授、讨论。

题目6 心身疾病

【学时】 4学时。

【培训目标】 完成本内容学习后,学员能够:

1. 复述心身疾病的概念。

2. 列举心身疾病的病因。

3. 列举心身疾病的分类。

4. 描述心身疾病的治疗方法。

【主要内容】

1. 心身医学的发展简史。

2. 心身医学的发展理论与相关问题。

3. 常见的心理生理疾病及心身关系。

4. 心身疾病的诊断原则和治疗方法。

【教学方法】 课堂讲授、讨论。

题目7 应激障碍

【学时】 4学时。

【培训目标】 完成本内容学习后,学员能够:

1. 复述急性应激反应、创伤后应激反应、适应性障碍的概念。

2. 列举急性应激反应、创伤后应激反应、适应性障碍的临床表现。

3. 描述急性应激反应、创伤后应激反应、适应性障碍的治疗方法。

【主要内容】

1. 急性应激反应的概念、临床表现及治疗方法。

2. 创伤后应激反应的概念、临床表现及治疗方法。

3. 适应性障碍的概念、临床表现及治疗方法。

【教学方法】 课堂讲授、讨论。

题目8 物 质 依 赖

【学时】 4学时。

【培训目标】 完成本内容学习后,学员能够:

1. 复述酒精依赖、精神活性物质、精神依赖、躯体依赖的概念。

2. 阐述酒精依赖的病因及发病机制。

3. 列举酒精依赖的临床表现。

4. 复述酒精相关精神神经障碍的治疗方法。

5. 描述物质依赖的预防方法。

【主要内容】

1. 物质依赖的概述。

2. 物质依赖的病因及发病机制。

3. 酒精依赖的临床表现。

4. 酒精依赖的治疗。

5. 酒精依赖的预防。

6. 阿片类、其他精神活性物质伴发的精神障碍。

【教学方法】 课堂讲授、讨论。

题目9 老年认知障碍

【学时】 4学时。

【培训目标】 完成本内容学习后,学员能够:

1. 复述老年认知障碍的概念。

2. 描述老年认知障碍的分类。

3. 列举老年认知障碍的临床表现。

4. 复述认知障碍的诊断与治疗方法。

5. 阐述老年认知障碍的护理与照护方法。

【主要内容】

1. 老年认知障碍的概念。

2. 常见老年认知障碍的分类。

3. 老年认知障碍的临床表现。

4. 老年认知障碍的诊断与鉴别诊断。

5. 老年认知障碍的治疗。

6. 老年认知障碍的护理与照护。

【教学方法】 课堂讲授、讨论。

题目10 儿童期情绪与行为障碍

【学时】 4学时。

【培训目标】 完成本内容学习后,学员能够:

1. 复述儿童情绪障碍、儿童多动综合征、孤独症的概念。

2. 列举儿童情绪障碍的病因及临床表现。

3. 描述儿童多动综合征的临床表现。

4. 列举少年品行障碍的临床表现。

5. 描述抽动障碍的分类和临床特征。

【主要内容】

1. 儿童情绪障碍的病因及临床表现。

2. 儿童多动综合征的病因及临床表现。

3. 少年品行障碍的病因及临床表现。

4. 抽动障碍的临床特征。

5. 儿童期常见的其他症状。

6. 孤独症概述。

【教学方法】 课堂讲授、讨论。

模块二 精神疾病主要治疗方法

题目 11 精神疾病心理治疗

【学时】 4 学时。

【培训目标】 完成本内容学习后,学员能够:

1. 复述心理治疗、心理咨询的概念。

2. 列举心理治疗的种类。

3. 描述精神分析治疗的治疗原理。

4. 复述支持性心理治疗实施方法。

5. 列举认知治疗与行为疗法的常用技术。

【主要内容】

1. 心理治疗概述。

2. 精神分析与分析性心理治疗。

3. 支持性心理治疗。

4. 认知治疗与行为疗法的常用技术。

5. 家庭治疗方法。

6. 心理咨询概述。

【教学方法】 课堂讲授、讨论。

题目 12 精神疾病康复治疗

【学时】 4 学时。

【培训目标】 完成本内容学习后,学员能够:

1. 描述精神疾病康复的范畴。

2. 列举康复治疗的步骤。

3. 复述康复的具体措施。

4. 描述程式化康复训练的操作方法。

5. 阐述院内康复和社区康复的衔接。

【主要内容】

1. 精神疾病康复的概述。

2. 康复治疗的步骤。

3. 康复治疗的具体措施。

4. 程式化康复训练的操作方法。

5. 精神康复的院内、院外衔接。

【教学方法】　课堂讲授、讨论。

题目 13　精神疾病药物治疗

【学时】　8学时。

【培训目标】　完成本内容学习后,学员能够:

1. 复述抗精神病药、抗抑郁药的分类。

2. 列举抗精神病药的副作用及处理方法。

3. 描述抗精神病药的维持治疗方法。

4. 列举抗抑郁药的临床应用。

5. 列举心境稳定剂的临床应用。

6. 列举抗焦虑药的临床应用。

7. 识别药物治疗的常见不良反应。

【主要内容】

1. 精神疾病药物治疗的发展。

2. 精神药物的命名和分类。

3. 抗精神病药的维持治疗。

4. 抗抑郁药的临床应用。

5. 心境稳定剂的临床应用。

6. 抗焦虑药的临床应用。

7. 药物不良反应的识别与处理。

8. 药物治疗依从性管理。

【教学方法】　课堂讲授、讨论。

题目 14　精神疾病物理治疗

【学时】　4学时。

【培训目标】　完成本内容学习后,学员能够:

1. 复述常用物理治疗的种类。

2. 列举常用物理治疗的方法、不良反应及注意事项。

【主要内容】

1. 常用物理治疗的种类及方法。

2. 常用物理治疗的适应证、不良反应及注意事项。

【教学方法】　课堂讲授、讨论。

题目 15　精神科心理测查量表的应用

【学时】 4学时。

【培训目标】 完成本内容学习后,学员能够:

1. 复述心理测查的概念。

2. 描述各种心理测查量表的临床应用方法。

【主要内容】

1. 心理测查概述。

2. 临床心理测量方法及临床应用。

3. 人格测量方法及临床应用。

4. 认知活动的测量方法。

5. 与应激有关的心理测量方法及应用。

6. 流行病学调查常用筛查表。

【教学方法】 课堂讲授、讨论、教学实践。

题目 16　自杀的危机干预

【学时】 4学时。

【培训目标】 完成本内容学习后,学员能够:

1. 复述自杀的定义。

2. 列举自杀的分类。

3. 描述自杀的原因。

4. 应用自杀的干预策略。

【主要内容】

1. 自杀的定义、概念。

2. 自杀的流行病学特点。

3. 自杀的原因。

4. 自杀的干预。

【教学方法】 课堂讲授、讨论。

模块三　精神疾病专科护理

题目 17　常见精神疾病及合并躯体疾病护理

【学时】 4学时。

【培训目标】 完成本内容学习后,学员能够:

1. 列举常见精神疾病主要临床症状。

2. 识别常见精神疾病临床风险。

3. 描述合并躯体疾病的临床特点。

4. 描述精神疾病护理综合干预措施。

【主要内容】
1. 常见精神疾病的临床特点及风险。
2. 精神疾病病人的主要临床症状。
3. 精神疾病病人合并躯体疾病的常见症状。
4. 常见精神疾病护理综合干预与管理。
【教学方法】 课堂讲授、讨论。

题目 18　精神科风险评估与管理

【学时】 4学时。
【培训目标】 完成本内容学习后,学员能够:
1. 列举精神科常见风险。
2. 复述常见精神科风险发生的原因及先兆。
3. 复述精神科风险评估技术。
4. 应用风险评估技术为精神科病人提供护理措施。
【主要内容】
1. 精神科风险评估的概述。
2. 精神科风险发生的原因及先兆。
3. 精神科风险评估技术。
4. 精神科风险事件的防范措施。
5. 精神科常见躯体合并症的识别与处理。
【教学方法】 课堂讲授、讨论、情景模拟。

题目 19　老年精神障碍病人综合评估

【学时】 4学时。
【培训目标】 完成本内容学习后,学员能够:
1. 复述老年综合评估的概况。
2. 识记老年综合评估的内容。
3. 应用老年综合评估方法进行评估并制订护理措施。
【主要内容】
1. 老年综合评估的概述。
2. 老年综合评估的内容。
3. 老年综合评估在精神疾病病人中的应用。
【教学方法】 课堂讲授。

题目 20　精神科临床护理基本技能

【学时】 2学时。
【培训目标】 完成本内容学习后,学员能够:
1. 列举临床精神科护理基本技能。
2. 复述精神科一般护理常规。

3. 复述精神科安全护理、基础护理内容。

4. 列举精神科病人护理评估的基本方法。

5. 运用安全管理理念和技术,对精神障碍病人进行评估并准确记录评估内容。

【主要内容】

1. 精神障碍病人的护理常规。

2. 精神障碍病人的评估与记录。

3. 精神障碍病人常用基本护理技能。

【教学方法】　课堂讲授、讨论、实践管理。

题目 21　无抽搐电休克治疗的方法与护理

【学时】　4学时。

【培训目标】　完成本内容学习后,学员能够:

1. 复述无抽搐电休克治疗的概念。

2. 列举无抽搐电休克治疗的适应证及禁忌证。

3. 复述无抽搐电休克治疗的护理流程。

【主要内容】

1. 无抽搐电休克治疗的现状与发展。

2. 无抽搐电休克治疗的适应证及禁忌证。

3. 无抽搐电休克治疗的护理。

4. 无抽搐电休克治疗的不良反应及处理。

【教学方法】　课堂讲授、讨论。

题目 22　精神科医学保护性约束护理

【学时】　4学时。

【培训目标】　完成本内容学习后,学员能够:

1. 复述精神科医学保护性约束的概念。

2. 列举精神科医学保护性约束的适应证。

3. 复述精神科医学保护性约束的操作方法。

4. 使用精神科医学保护性约束的实施方法对病人进行安全约束。

【主要内容】

1. 医学保护性约束的概述。

2. 医学保护性约束的方法。

3. 医学保护性约束的实施与解除。

【教学方法】　课堂讲授、小组演练。

题目 23　暴力行为应对技巧

【学时】　4学时(实践:4学时)。

【培训目标】　完成本内容学习后,学员能够:

1. 列举工作场所应对暴力行为的基本技巧。

2. 复述工作场所暴力行为防范策略。

【主要内容】

1. 工作场所应对暴力行为的脱身法。

2. 工作场所应对暴力行为的缓和技巧。

【教学方法】 课堂讲授、角色扮演、小组练习。

题目 24　精神疾病病人心理护理

【学时】 6 学时（理论：4 学时；实践：2 学时）。

【培训目标】 完成本内容学习后，学员能够：

1. 复述精神疾病病人心理护理的概念与特点。

2. 列举精神障碍病人常见的护理问题。

3. 复述精神障碍病人心理护理的实施原则与要求。

4. 阐述精神疾病病人心理护理的流程及常用的心理护理技术。

【主要内容】

1. 精神疾病病人心理护理的目的与特点。

2. 精神疾病病人常见的心理问题。

3. 精神疾病病人心理护理的实施原则与要求。

4. 精神疾病病人心理护理的流程及常用心理护理技术。

【教学方法】 课堂讲授、讨论、情景模拟。

题目 25　精神科沟通交流技巧

【学时】 4 学时（理论：2 学时；实践：2 学时）。

【培训目标】 完成本内容学习后，学员能够：

1. 复述精神科常用的沟通要素。

2. 列举影响精神科沟通的因素。

3. 复述精神科常用的沟通技巧。

4. 应用沟通技巧进行沟通交流。

【主要内容】

1. 精神科沟通的重要性。

2. 精神科沟通的基本要素。

3. 精神科沟通的分类。

4. 影响精神疾病护理沟通的因素。

5. 精神科护理沟通技巧。

【教学方法】 课堂讲授、情景模拟、小组讨论。

题目 26　精神疾病健康教育方法

【学时】 4 学时。

【培训目标】 完成本内容学习后，学员能够：

1. 列举精神疾病健康教育的重要性。

2. 描述精神疾病健康教育的主要策略。

【主要内容】

1. 精神疾病健康教育的概述及内容。

2. 精神疾病健康教育的方法。

【教学方法】 课堂讲授、讨论。

题目 27　精神疾病个案管理

【学时】 4 学时。

【培训目标】 完成本内容学习后,学员能够:

1. 复述精神疾病个案管理概念。

2. 描述精神疾病个案管理的核心原则。

3. 识记精神疾病个案管理的程序、意义及效果。

4. 运用精神疾病个案管理指导临床护理。

【主要内容】

1. 精神疾病个案管理概述。

2. 精神疾病个案管理的核心原则。

3. 精神疾病个案管理的程序、意义及效果评价。

4. 精神疾病个案管理的临床应用。

【教学方法】 课堂讲授、案例讨论。

模块四　精神科护理管理

题目 28　精神科病房开放及封闭管理

【学时】 4 学时。

【教学目标】 完成本内容学习后,学员能够:

1. 陈述精神疾病开放病房与封闭病房管理目的。

2. 列举精神疾病开放病房管理要求与封闭病房管理要求的不同点。

3. 阐述精神科安全管理的要点。

【主要内容】

1. 精神疾病开放病房与封闭病房的意义。

2. 精神疾病开放病房与封闭病房的管理制度。

3. 精神疾病开放病房与封闭病房的安全管理策略。

【教学方法】 课堂讲授、讨论。

题目 29　精神科团队能力建设

【学时】 4 学时(理论:1 学时;实践:3 学时)。

【教学目标】 完成本内容学习后,学员能够:

1. 描述精神科团队能力建设的意义。

2. 叙述团队拓展训练的方法。

3. 运用团队建设方法进行有效团队建设。

【主要内容】

1. 团队成员的沟通与交流。

2. 团队分工与合作。

3. 分享感受,自我提高。

【教学方法】 工作坊。

题目 30　精神疾病社区管理及延续性护理

【学时】 4 学时。

【培训目标】 完成本内容学习后,学员能够:

1. 描述精神疾病社区管理的意义。

2. 应用精神疾病延续性护理内容及方法。

【主要内容】

1. 精神疾病社区管理中护理的工作范畴。

2. 精神疾病延续性护理的内容及方法。

【教学方法】 课堂讲授、讨论。

（马 莉　安凤荣　邵 静　柳学华　许冬梅）

急诊专科护士理论培训大纲

一、适用人群

急诊专科护士。

二、教学时数

总学时:128 学时。

三、培训目标

完成培训后,学员能够:

（一）识记

1. 急诊预检分诊的概念。

2. 猝死与多脏器功能衰竭概念、病因、分类。

3. 呼吸、循环、神经、内分泌系统相关急性疾病的概念、病因及分类。

4. 急性腹痛与消化道出血的概念、病因、分类。

5. 严重创伤与多发伤的概念、病因。

6. 常见急性中毒与理化因素疾病的概念、病因。

7. 院前急救、灾难、检伤分类的概念与特点。

8. 异位妊娠、产后出血、子痫的概念、病因与分类。

9. 儿童高热惊厥、急性呼吸困难、婴幼儿急性腹泻的概念、病因与分类。

10. 危重病人监测技术概念及种类。

11. 急危重症救治技术的概念及种类。

12. 气道支持技术的概念、范围及临床决策流程。

13. 医院感染与职业防护概念、种类及注意事项。

（二）理解

1. 急诊预检分诊的流程。

2. 有创机械通气与无创机械通气的适应证与并发症。

3. 呼吸、循环、神经系统相关疾病临床症状、病情评估与判断。

4. 急性腹痛与消化道出血的病情评估与判断。

5. 多脏器功能衰竭病情评估与判断。

6. 创伤相关问题评估与判断。

7. 常见急性中毒与理化因素疾病病情评估与判断。

8. 院前急救与灾难救护的原则和注意事项。

9. 常见高原疾病临床评估与判断。

10. 危重病人监测技术临床意义。

11. 急危重症救治技术的临床应用与注意事项。

12. 血气分析各项指标的含义与酸碱平衡。

13. 危重病人转运的适用范围与注意事项。

（三）运用

1. 应用急诊预检分诊标准进行分诊。

2. 实施有效人工气道管理,掌握有创、无创机械通气操作流程及观察要点。

3. 实施呼吸系统相关疾病的急救与护理。

4. 应用流程管理对急性冠脉综合征、缺血性脑卒中、主动脉夹层、危险性心律失常病人实施紧急救治。

5. 应用心肺复苏术进行救治与护理。

6. 实施急性腹痛与消化道出血、多脏器功能衰竭及休克的急救与护理。

7. 应用创伤评估步骤、创伤高级生命支持（ATLS）流程救治病人,为多发伤病人提供评估与护理。

8. 应用常见的检伤分类方法进行检伤分类。

9. 实施急性中毒与理化因素疾病的急救护理。

10. 应用临床评估与判断,采取相应的急救和护理,救治危重孕产妇。

11. 应用处理流程与规范救治高热惊厥、急性呼吸困难、急性腹泻患儿。

12. 应用处理流程与规范救治急性高原病病人。

13. 正确判断单纯性和混合性酸碱失衡血气分析结果。

14. 应用重症病人转运流程进行转运。
15. 应用处理流程预防医院感染与职业暴露。

四、教学方法

1. 课堂讲授。
2. 小组讨论。
3. 情景模拟。
4. 角色扮演。
5. 工作坊等。

五、评价方法

采用闭卷理论考试,专科理论占理论考核总成绩的 80%,理论考核总成绩为 100 分,≥60 分为合格。

六、教材及主要参考资料

1. 朱华栋,于学忠 . 急诊气道管理共识 . 中华急诊医学杂志[J]. 2016, 25(6): 705–708.
2. 中华医学会心血管病学分会肺血管病学组 . 急性肺栓塞诊断与治疗中国专家共识(2015). 中华心血管病杂志[J]. 2016, 44(3): 197–211.
3. 金静芬,刘颖青 . 急诊专科护理[M]. 北京:人民卫生出版社,2018.
4. 中华医学会神经病学分会 . 中国急性缺血性脑卒中诊治指南 2018. 中华神经科杂志[J]. 2018, 51(9): 666–682.
5. ASHISH R, JASON A, MICHAEL W, et al. Part3: Adult Basic and Advanced Life Support[J]. Circulation, 2020, 142(suppl 2): S366–S468.

七、教学进度表

培训模块	培训内容	授课学时	实践学时	总学时
一、急诊分诊管理	1. 急诊预检分诊管理	4	—	4
二、气道管理	2. 人工气道管理	4	4	16
	3. 有创与无创机械通气技术	4	2	
	4. 呼吸机相关性肺炎的预防与管理	2	—	
三、呼吸急症管理	5. 慢性阻塞性肺疾病的急性发作与处理	4	—	10
	6. 急性呼吸窘迫综合征的救治	2	—	
	7. 急性肺栓塞及其救治	4	—	

续表

培训模块	培训内容	授课学时	实践学时	总学时
四、心血管急症管理	8. 急性冠脉综合征的救治	6	—	28
	9. 主动脉夹层的救治	4	—	
	10. 急性心力衰竭的救治	4	—	
	11. 心肺复苏	2	4	
	12. 危险性心律失常的识别与处理	2	2	
	13. 危重病人监测技术与护理	4	—	
五、神经系统急症管理	14. 急性脑血管病的救治	4	—	12
	15. 急诊常见神经系统症状判别与急救护理	4	—	
	16. 危重病人脑功能监测及亚低温技术	4	—	
六、胃肠道急症管理	17. 急性腹痛与消化道出血急救护理	4	—	4
七、休克管理	18. 休克及多脏器功能衰竭的护理	4	—	4
八、创伤管理	19. 严重创伤出血和凝血病处理	2		18
	20. 创伤评分及创伤评估	4	4	
	21. 多发伤救治与 ATLS 技术	4	4	
九、中毒环境管理	22. 急性中毒与理化因素疾病	4	—	4
十、灾难管理	23. 院前与灾难医疗救援	6	—	6
十一、特殊管理	24. 危重孕产妇的救治与护理	2		22
	25. 儿童急救与护理	2	—	
	26. 急性高原病的救治	2		
	27. 水电解质与酸碱平衡管理	2		
	28. 急危重症救治技术临床应用	4	4	
	29. 重症病人转运	2		
	30. 急诊感染控制与职业防护	4	—	
合计		104	24	128

八、授课计划

模块一 急诊分诊管理

题目1 急诊预检分诊管理

【学时】 4学时。

【培训目标】 完成本内容学习后,学员能够:

1. 复述急诊预检分诊的概念。
2. 列举急诊预检分诊处设置要求。
3. 描述急诊预检分诊的流程。
4. 应用急诊预检分诊标准进行分诊。

【主要内容】

1. 急诊预检分诊概述。
2. 急诊预检分诊处的设置。
3. 常用急诊预检分诊系统。
4. 急诊预检分诊流程。

【教学方法】 课堂讲授、小组讨论。

模块二 气 道 管 理

题目2 人工气道管理

【学时】 8学时(理论:4学时;实践:4学时)。

【培训目标】 完成本内容学习后,学员能够:

1. 复述人工气道和困难气道的概念。
2. 描述气道管理的临床决策流程。
3. 描述人工气道常见并发症。
4. 应用规范化步骤及操作流程,配合实施有效人工气道的管理。

【主要内容】

1. 人工气道概述与种类。
2. 急诊人工气道管理流程。
3. 急诊人工气道管理原则。
4. 常见氧疗工具的应用。

【教学方法】 课堂讲授、小组讨论、工作坊。

题目3 有创与无创机械通气技术

【学时】 6学时(理论:4学时;实践:2学时)。

【培训目标】 完成本内容学习后,学员能够:

1. 复述有创机械通气与无创机械通气的概念。
2. 列举有创机械通气与无创机械通气的适应证与并发症。
3. 描述有创机械通气与无创机械通气的观察要点。
4. 应用有创机械通气与无创机械通气操作流程。

【主要内容】

1. 有创机械通气与无创机械通气概述。
2. 有创机械通气与无创机械通气使用范围。
3. 有创机械通气与无创机械通气操作流程与步骤。
4. 有创机械通气与无创机械通气观察要点与提示。

【**教学方法**】　课堂讲授、小组讨论。

题目 4　呼吸机相关性肺炎的预防与管理

【**学时**】　2 学时。

【**培训目标**】　完成本内容学习后,学员能够:

1. 复述呼吸机相关性肺炎的概念。

2. 描述呼吸机相关性肺炎的原因。

3. 应用预防呼吸机相关性肺炎的措施。

【**主要内容**】

1. 呼吸机相关性肺炎概述。

2. 呼吸机相关性肺炎的危害。

3. 预防呼吸机相关性肺炎的措施。

4. 呼吸机相关性肺炎的管理流程。

【**教学方法**】　课堂讲授、小组讨论。

模块三　呼吸急症管理

题目 5　慢性阻塞性肺疾病的急性发作与处理

【**学时**】　4 学时。

【**培训目标**】　完成本内容学习后,学员能够:

1. 复述慢性阻塞性肺疾病急性发作的定义。

2. 列举慢性阻塞性肺疾病急性发作的并发症。

3. 描述慢性阻塞性肺疾病急性发作的临床症状。

4. 应用慢性阻塞性肺疾病急性发作病人的急救与护理措施。

【**主要内容**】

1. 慢性阻塞性肺疾病急性发作的概述。

2. 慢性阻塞性肺疾病急性发作的病因与机制。

3. 慢性阻塞性肺疾病急性发作的临床评估与判断。

4. 慢性阻塞性肺疾病急性发作的急救与护理措施。

【**教学方法**】　课堂讲授、小组讨论。

题目 6　急性呼吸窘迫综合征的救治

【**学时**】　2 学时。

【**培训目标**】　完成本内容学习后,学员能够:

1. 复述急性呼吸窘迫综合征的概念。

2. 列举急性呼吸窘迫综合征的种类。

3. 描述急性呼吸窘迫综合征严重程度的判别。

4. 应用急性呼吸窘迫综合征病人的救治与护理措施。

【**主要内容**】

1. 急性呼吸窘迫综合征的概述。

2. 急性呼吸窘迫综合征的病因与机制。

3. 急性呼吸窘迫综合征的种类及严重程度分级。

4. 急性呼吸窘迫综合征病人的救治与护理措施。

【教学方法】　课堂讲授、小组讨论。

题目7　急性肺栓塞及其救治

【学时】　4学时。

【培训目标】　完成本内容学习后,学员能够:

1. 复述急性肺栓塞的定义。

2. 列举急性肺栓塞的病因与机制。

3. 描述急性肺栓塞的临床评估与判断。

4. 应用急性肺栓塞病人的急救与护理措施。

【主要内容】

1. 急性肺栓塞的概述。

2. 急性肺栓塞的病因与机制。

3. 急性肺栓塞的判别。

4. 急性肺栓塞病人的急救与护理措施。

【教学方法】　课堂讲授、小组讨论。

模块四　心血管急症管理

题目8　急性冠脉综合征的救治

【学时】　6学时。

【培训目标】　完成本内容学习后,学员能够:

1. 复述急性冠脉综合征的概念、病因与分类。

2. 列举急性冠脉综合征的心电图特点。

3. 描述急性冠脉综合征的急救与护理。

4. 应用流程管理提高急性冠脉综合征的救治水平。

【主要内容】

1. 急性冠脉综合征的概述与分类。

2. 急性冠脉综合征的病因与机制。

3. 急性冠脉综合征的临床评估与判断。

4. 急性冠脉综合征的急救与护理措施。

5. 急性冠脉综合征的急救流程管理。

【教学方法】　课堂讲授、小组讨论。

题目9　主动脉夹层的救治

【学时】　4学时。

【培训目标】　完成本内容学习后,学员能够:

1. 复述主动脉夹层的概念、病因与分类。

2. 列举主动脉夹层的临床及检查特点。

3. 描述主动脉夹层的急救与护理。

4. 应用流程管理提高主动脉夹层的救治水平。

【主要内容】

1. 主动脉夹层的概述与分类。

2. 主动脉夹层的病因与机制。

3. 主动脉夹层的临床评估与判断。

4. 主动脉夹层的急救与护理措施。

5. 主动脉夹层的急救流程管理。

【教学方法】 课堂讲授、小组讨论。

题目 10　急性心力衰竭的救治

【学时】 4 学时。

【培训目标】 完成本内容学习后,学员能够:

1. 复述急性心力衰竭的概念。

2. 列举急性心力衰竭的病因和机制。

3. 描述急性心力衰竭的临床评估与诊断。

4. 应用急性心力衰竭的急救与护理措施。

【主要内容】

1. 急性心力衰竭的概述与分类。

2. 急性心力衰竭的病因和机制。

3. 急性心力衰竭的临床评估与诊断。

4. 急性心力衰竭的急救与护理措施。

【教学方法】 课堂讲授、小组讨论。

题目 11　心 肺 复 苏

【学时】 6 学时(理论:2 学时;实践:4 学时)。

【培训目标】 完成本内容学习后,学员能够:

1. 复述心搏、呼吸骤停的概念。

2. 列举心搏、呼吸骤停生存链的具体环节。

3. 描述心搏、呼吸骤停"5H5T"高危原因。

4. 应用心肺复苏术对心搏、呼吸骤停病人进行复苏。

5. 应用心肺复苏术对心室扑动及心室颤动病人进行复苏。

【主要内容】

1. 心搏、呼吸骤停与心肺复苏的概述。

2. 心肺复苏的原理。

3. 心肺复苏术。

4. 心肺复苏后的管理。

【**教学方法**】 课堂讲授、小组讨论、情景模拟。

题目12 危险性心律失常的识别与处理

【**学时**】 4学时（理论：2学时；实践：2学时）。

【**培训目标**】 完成本内容学习后，学员能够：

1. 复述危险性心律失常的概念。

2. 列举常见危险性心律失常的类型。

3. 描述常见危险性心律失常心电图的表现。

4. 应用流程管理对危险性心律失常病人实施紧急救治。

【**主要内容**】

1. 危险性心律失常的概述。

2. 常见危险性心律失常的类型。

3. 常见危险性心律失常心电图的表现。

4. 常见危险性心律失常的处理流程。

【**教学方法**】 课堂讲授、小组讨论、情景模拟。

题目13 危重病人监测技术与护理

【**学时**】 4学时。

【**培训目标**】 完成本内容学习后，学员能够：

1. 复述危重病人监测技术的概念。

2. 列举危重病人主要监测技术的种类。

3. 应用危重病人监测技术与护理措施。

【**主要内容**】

1. 危重病人监测技术的概述。

2. 危重病人监测技术的种类

3. 危重病人监测技术的注意事项。

4. 危重病人监测技术的护理措施。

【**教学方法**】 课堂讲授、小组讨论。

模块五 神经系统急症管理

题目14 急性脑血管病的救治

【**学时**】 4学时。

【**培训目标**】 完成本内容学习后，学员能够：

1. 复述急性脑血管病的概念。

2. 列举急性脑血管病的病情评估与判断要点。

3. 应用临床评估与判断采取相应的急救与护理措施。

【**主要内容**】

1. 急性脑血管病的概述。

2. 急性脑血管病的病因与机制。

3. 急性脑血管病的病情评估与判断。

4. 急性脑血管病的救治与护理。

【教学方法】 课堂讲授、小组讨论。

题目 15　急诊常见神经系统症状判别与急救护理

【学时】 4 学时。

【培训目标】 完成本内容学习后,学员能够:

1. 复述急诊常见神经系统症状的概念。

2. 列举急诊常见神经系统症状的病情评估与判断要点。

3. 描述急诊常见神经系统症状的急救与护理措施。

4. 应用临床评估与判断采取相应的急救与护理措施。

【主要内容】

1. 急诊常见神经系统症状的概述。

2. 急诊常见神经系统症状的病因与机制。

3. 急诊常见神经系统症状的病情评估与判断。

4. 急诊常见神经系统症状的救治护理措施。

【教学方法】 课堂讲授、小组讨论。

题目 16　危重病人脑功能监测及亚低温技术

【学时】 4 学时。

【培训目标】 完成本内容学习后,学员能够:

1. 复述脑功能监测及亚低温技术的概念。

2. 列举危重病人脑功能监测的内容。

3. 描述脑功能监测及亚低温技术具体实施步骤。

4. 应用脑功能监测及亚低温技术对危重病人进行救治与护理。

【主要内容】

1. 脑功能监测及亚低温技术的概述。

2. 危重病人脑功能监测及亚低温技术的注意事项。

3. 危重病人脑功能监测及亚低温技术的实施流程。

【教学方法】 课堂讲授、小组讨论。

模块六　胃肠道急症管理

题目 17　急性腹痛与消化道出血急救护理

【学时】 4 学时。

【培训目标】 完成本内容学习后,学员能够:

1. 复述急性腹痛与消化道出血的概念。

2. 列举急性腹痛与消化道出血的病情评估与判断。

3. 描述急性腹痛与消化道出血的急救与护理措施。

4. 应用临床评估与判断,采取急性腹痛与消化道出血相应的急救与护理。

【主要内容】

1. 急性腹痛与消化道出血的概述。

2. 急性腹痛与消化道出血的病因与机制。

3. 急性腹痛与消化道出血的病情评估。

4. 急性腹痛与消化道出血的急救护理措施。

【教学方法】 课堂讲授、小组讨论。

模块七 休克管理

题目 18 休克及多脏器功能衰竭的护理

【学时】 4学时。

【培训目标】 完成本内容学习后,学员能够:

1. 复述休克及多脏器功能衰竭的概念。

2. 列举休克及多脏器功能衰竭的病情评估与判断。

3. 描述休克及多脏器功能衰竭的急救与护理措施。

4. 应用临床评估与判断,采取休克与多脏器功能衰竭相应的急救与护理。

【主要内容】

1. 休克与多脏器功能衰竭的概述。

2. 休克与多脏器功能衰竭的病因与机制。

3. 休克与多脏器功能衰竭的病情评估。

4. 休克与多脏器功能衰竭的急救护理措施。

【教学方法】 课堂讲授、小组讨论。

模块八 创伤管理

题目 19 严重创伤出血和凝血病处理

【学时】 2学时。

【培训目标】 完成本内容学习后,学员能够:

1. 复述严重创伤凝血病的概念。

2. 列举严重创伤出血的原因。

3. 描述严重创伤出血和凝血病的临床评估与判断。

4. 应用处理流程与规范救治及护理严重创伤出血和凝血病人。

【主要内容】

1. 严重创伤出血和凝血病的概述。

2. 严重创伤出血和凝血病的病因与机制。

3. 严重创伤出血和凝血病的评估与判断。

4. 严重创伤出血和凝血病的急救与护理。

【**教学方法**】 课堂讲授、小组讨论。

题目 20 创伤评分及创伤评估

【**学时**】 8学时(理论:4学时;实践:4学时)。

【**培训目标**】 完成本内容学习后,学员能够:

1. 复述创伤的概念。

2. 列举3种常见创伤评分方法。

3. 描述创伤评估流程。

4. 应用创伤评估步骤评估创伤病人。

【**主要内容**】

1. 创伤的概述。

2. 创伤的评分分类。

3. 创伤的评估方法。

【**教学方法**】 课堂讲授、小组讨论、情景模拟。

题目 21 多发伤救治与 ATLS 技术

【**学时**】 8学时(理论:4学时;实践:4学时)。

【**培训目标**】 完成本内容学习后,学员能够:

1. 复述多发伤的概念。

2. 列举多发伤的临床特点。

3. 描述多发伤救治流程与 ATLS 技术内容。

4. 应用 ATLS 技术救治、护理多发伤病人。

【**主要内容**】

1. 多发伤的概述。

2. 多发伤的病因与机制。

3. 多发伤的评估判断。

4. 多发伤的急救与护理。

5. ATLS 技术与应用。

【**教学方法**】 课堂讲授、小组讨论、角色扮演、情景模拟。

模块九 中毒环境管理

题目 22 急性中毒与理化因素疾病

【**学时**】 4学时。

【**培训目标**】 完成本内容学习后,学员能够:

1. 复述常见急性中毒与理化因素疾病的概念。

2. 列举急性中毒与理化因素疾病的原因。

3. 描述常见急性中毒与理化因素疾病的护理评估要点与急救措施。

4. 应用急性中毒与理化因素疾病的急救护理。

【主要内容】

1. 急性中毒与理化因素疾病的概述。

2. 急性中毒与理化因素疾病的病因与发病机制。

3. 急性中毒与理化因素疾病的评估判断。

4. 急性中毒与理化因素疾病的急救与护理。

【教学方法】 课堂讲授、小组讨论。

模 块 十 灾 难 管 理

题目 23 院前与灾难医疗救援

【学时】 6 学时。

【培训目标】 完成本内容学习后,学员能够:

1. 复述院前急救、灾难、检伤分类的概念。

2. 复述灾难的特征。

3. 列举常见灾难类型。

4. 描述院前急救与灾难救护的原则和注意事项。

5. 应用常见的检伤分类方法进行检伤分类。

【主要内容】

1. 院前急救与灾难的概述。

2. 院前急救、灾难的典型案例与类别。

3. 院前急救与灾难的救治原则。

4. 院前急救与灾难的现场救护要点。

【教学方法】 课堂讲授、小组讨论。

模 块 十 一 特 殊 管 理

题目 24 危重孕产妇的救治与护理

【学时】 2 学时。

【培训目标】 完成本内容学习后,学员能够:

1. 复述异位妊娠、产后出血、子痫的概念。

2. 列举子痫前期、子痫的分型。

3. 描述异位妊娠、产后出血、子痫的临床评估与判断。

4. 应用临床评估与判断,采取相应的急救和护理救治危重孕产妇。

【主要内容】

1. 异位妊娠、产后出血、子痫的概述。

2. 异位妊娠、产后出血、子痫的病因与机制。

3. 异位妊娠、产后出血、子痫的评估判断。

4. 异位妊娠、产后出血、子痫的急救与护理。

【教学方法】 课堂讲授、小组讨论。

题目 25 儿童急救与护理

【学时】 2 学时。

【培训目标】 完成本内容学习后,学员能够:

1. 复述儿童高热惊厥、急性呼吸困难、婴幼儿急性腹泻的概念。

2. 列举儿童高热惊厥、急性呼吸困难、婴幼儿急性腹泻的分类。

3. 描述儿童高热惊厥、急性呼吸困难、婴幼儿急性腹泻的临床评估与判断。

4. 应用处理流程与规范救治高热惊厥、急性呼吸困难、急性腹泻患儿。

【主要内容】

1. 儿童高热惊厥、急性呼吸困难、婴幼儿急性腹泻的概述。

2. 儿童高热惊厥、急性呼吸困难、婴幼儿急性腹泻的病因与机制。

3. 儿童高热惊厥、急性呼吸困难、婴幼儿急性腹泻的评估判断。

4. 儿童高热惊厥、急性呼吸困难、婴幼儿急性腹泻的急救与护理。

【教学方法】 课堂讲授、小组讨论。

题目 26 急性高原病的救治

【学时】 2 学时。

【培训目标】 完成本内容学习后,学员能够:

1. 复述高原医学的概念。

2. 列举急性高原病的种类。

3. 描述急性高原病的临床评估与判断。

4. 应用处理流程与规范救治急性高原病病人。

【主要内容】

1. 高原医学的概述。

2. 急性高原病的种类。

3. 急性高原病的评估判断。

4. 急性高原病的急救与护理。

【教学方法】 课堂讲授、小组讨论。

题目 27 水电解质与酸碱平衡管理

【学时】 2 学时。

【培训目标】 完成本内容学习后,学员能够:

1. 复述血气分析各项指标的正常值与含义。

2. 列举单纯性酸碱失衡的原因。

3. 应用所学知识正确判断单纯性和混合性酸碱失衡血气分析结果。

【主要内容】

1. 酸碱失衡的概述。

2. 血液酸碱平衡状况常见指标及正常值。

3. 常见水电解质与酸碱平衡紊乱的类型。

4. 水电解质与酸碱平衡紊乱的急救与护理。

【教学方法】 课堂讲授、小组讨论。

题目 28   急危重症救治技术临床应用

【学时】 8 学时（理论：4 学时；实践：4 学时）。

【培训目标】 完成本内容学习后，学员能够：

1. 复述常见急危重症救治技术概念。

2. 列举急危重症救治技术种类，如连续性肾脏替代治疗（CRRT）、体外膜肺氧合（ECMO）等。

3. 描述急危重症救治技术操作要点。

4. 应用急危重症救治技术救治、护理危重病人。

【主要内容】

1. 急危重症救治技术概述。

2. 急危重症救治技术种类。

3. 急危重症救治技术护理要点。

4. 急危重症救治技术操作流程。

【教学方法】 课堂讲授、小组讨论、工作坊。

题目 29   重症病人转运

【学时】 2 学时。

【培训目标】 完成本内容学习后，学员能够：

1. 复述重症病人转运的概念。

2. 列举重症病人转运的适用范围。

3. 描述重症病人转运的注意事项。

4. 应用重症病人转运流程进行转运。

【主要内容】

1. 我国重症病人转运指南的概述。

2. 我国重症病人转运的物资与药品准备。

3. 我国重症病人转运的流程规范。

【教学方法】 课堂讲授、小组讨论。

题目 30   急诊感染控制与职业防护

【学时】 4 学时。

【培训目标】 完成本内容学习后，学员能够：

1. 复述医院感染与职业防护的概念。

2. 列举医院感染与职业防护的种类。

3. 描述医院感染与职业防护的注意事项。

4. 应用相应流程预防医院感染与职业暴露。

【**主要内容**】

1. 医院感染与职业防护的概述。

2. 医院感染与职业防护的种类。

3. 医院感染与职业防护的注意要点。

4. 预防医院感染与职业暴露的管理流程。

【**教学方法**】 课堂讲授、小组讨论。

（金静芬 刘颖青 封秀琴 王 飒 周文华 葛宝兰 陈水红 王 爽）

第三部分　临床实践培训大纲

重症专科护士临床实践培训大纲

一、适用人群

重症专科护士。

二、教学时数

临床实践部分 8 周,每周 5 天,8 学时 /d,总学时为 320 学时。

三、培训目标

完成培训后,学员能够:

(一)识记

1. ICU 护士工作内容与工作流程。

2. ICU 病房管理与质量管理。

3. ICU 护理信息管理。

4. ICU 感染管理。

5. ICU 常见仪器设备的使用及护理。

6. 呼吸、循环系统突发情况的应急处理。

7. 新生儿与儿童危重病人的护理。

8. 危重病人主要系统支持技术的应用与护理。

9. 各系统常用监测技术的原理。

10. 重症病人早期活动管理。

(二)理解

1. 重症病人的评估。

2. 重症病人的程序化镇痛、镇静。

3. 人工气道的管理。

4. 重症病人主要系统支持技术的操作流程与护理。

5. 各系统常用监测技术的操作流程与注意事项。

(三)应用

1. 重症病人主要系统功能监测的观察及配合。

2. 重症相关技术的实施与观察。

3. 重症病人管路维护。

4. 人工气道建立的医护配合。

5. 动脉血气标本的采集及指标判读。

6. 书写重症病人护理个案。

7. 组织护理查房。

四、教学方法

1. 临床讲授与实践。

2. 工作坊。

3. 操作视频。

4. 护理查房。

5. 小组讨论。

6. 情景模拟等。

五、评价方法

1. 操作考核,总分 100 分,≥80 分为合格。

2. 专科讲课,总分 100 分,≥60 分为合格。

3. 个案报告,总分 100 分,≥60 分为合格。

六、教材及主要参考资料

1. 刘淑媛,陈永强.危重症护理专业规范化培训教程[M].北京:人民军医出版社,2006.

2. 杨辉.新编 ICU 常用护理操作指南[M].北京:人民卫生出版社,2015.

3. 李庆印,陈永强.重症专科护理[M].北京:人民卫生出版社,2018.

七、教学进度表

培训模块	实践内容	授课学时	实践学时	总学时
一、ICU 护理工作与管理	1. ICU 护士工作内容与流程	9	14	99
	2. ICU 病房管理	7	12	
	3. ICU 质量管理	2	16	
	4. ICU 护理信息管理	2	4	
	5. ICU 常见仪器设备的使用与护理	3	8	
	6. ICU 感染管理	4	4	
	7. 重症病人评估	2	3	
	8. 重症病人早期活动管理	1	8	

续表

培训模块	实践内容	授课学时	实践学时	总学时
二、心血管系统相关技术	9. 心肺复苏技术	—	20	82
	10. 多导联心电图	1	5	
	11. 电复律	3	20	
	12. 心脏临时起搏器	2	1	
	13. 主动脉内球囊反搏	4	4	
	14. 体外膜肺氧合技术	4	4	
	15. 血流动力学监测	6	8	
三、呼吸系统相关技术	16. 呼吸监测技术	0.5	2.5	42
	17. 有创通气与无创通气相关操作	4	8	
	18. 人工气道的管理	6	5.5	
	19. 氧疗及湿化	2	4	
	20. 胸部物理治疗	0.5	4	
	21. 动脉血气标本的采集	2	3	
四、神经系统相关技术	22. 颅内压监测技术	2	1	6
	23. 床旁脑电图监测技术	—	1	
	24. 脑干死亡测试	—	2	
五、其他重症相关技术	25. 重症病人管路维护	1	2	31
	26. 重症病人的程序化镇痛、镇静	2	4	
	27. 重症病人连续性肾脏替代治疗技术	—	8	
	28. 腹膜透析治疗技术	1	4	
	29. 营养支持技术	2	4	
	30. 徒手留置空肠管技术	2	2	
	31. 亚低温治疗技术	1	1	
六、儿科危重症护理	32. 新生儿与儿童危重病人的护理	1	—	1
七、护理查房与个案护理	33. 重症病人护理查房	—	16	59
	34. 重症个案护理	3	40	
合计		80	240	320

（张雪静　吴晓英　孙　红[2]）

手术室专科护士临床实践培训大纲

一、适用人群

手术室专科护士。

二、教学时数

临床实践部分 4 周,每周 5 天,8 学时 /d,总学时为 160 学时。

三、培训目标

完成培训后,学员能够:

(一)识记

1. 手术室核心制度。

2. 手术室感染控制制度。

(二)理解

1. 手术室护士的角色和职责。

2. 常见的临床检查结果。

(三)运用

1. 为手术病人执行常规程序和护理过程。

2. 专科手术的护理配合。

3. 手术室常见设备的操作。

4. 手术病人抢救的护理配合。

5. 手术室突发事件的应急处理。

四、教学方法

1. 临床讲授与实践。

2. 小组讨论。

3. 角色扮演。

4. 情景模拟。

5. 临床实践等。

五、评价方法

1. 操作考核,满分为 100 分,≥80 分为合格。
2. 专科讲课,满分为 100 分,≥60 分为合格。
3. 个案、综述、开题报告任选一项,满分为 100 分,≥60 分为合格。

六、教材及主要参考资料

1. 中华人民共和国卫生部 . 医疗机构消毒技术规范: WS/T 367—2012〔S〕. 2012.
2. 中华人民共和国住房和城乡建设部 . 医院洁净手术部建筑技术规范: GB 50333—2013〔S〕. 2013.
3. 中华人民共和国国家卫生和计划生育委员会 . 医院消毒供应中心: WS 310—2016〔S〕. 2016.
4. 中华人民共和国国家卫生和计划生育委员会 . 医疗机构环境表面清洁与消毒管理规范: WS/T 512—2016〔S〕. 2016.
5. 郭莉 . 手术室护理实践指南〔M〕. 北京: 人民卫生出版社, 2019.
6. 李秀华, 郭莉, 徐梅 . 手术室专科护理〔M〕. 北京: 人民卫生出版社, 2019.

七、教学进度表

培训模块	实践内容	实践学时	总学时
一、手术室环境	1. 手术室布局	4	8
	2. 洁净手术室管理	4	
二、围手术期手术病人护理	3. 一般程序	6	54
	4. 手术病人护理	12	
	5. 手术操作程序	36	
三、手术安全管理	6. 手术室核心制度	12	86
	7. 病人安全管理	20	
	8. 员工安全管理	8	
	9. 手术室感染预防和控制	12	
	10. 仪器设备使用与管理	12	
	11. 临床监测技能	6	
	12. 临床检查结果判读	4	
	13. 抢救和突发事件应急	12	
四、专科手术配合	14. 专科手术护理	12	12
合计		160	160

（郭　莉　穆　莉　高兴莲　陈肖敏　常后嫦）

肿瘤专科护士临床实践培训大纲

一、适用人群

肿瘤科专科护士。

二、教学时数

临床实践部分 4 周,每周 5 天,8 学时 /d,总学时为 160 学时。

三、培训目标

完成培训后,学员能够:

（一）识记

1. 肿瘤外科围手术期护理规范。

2. 肿瘤相关急症的识别及处理。

3. 术前造口定位及术后造口护理。

4. 化疗职业防护的主要措施。

（二）理解

1. 常用化疗药物保存与安全给药。

2. 肿瘤术后加速康复路径应用。

3. 肿瘤病人及其家属的心理社会支持方法。

（三）运用

1. 化疗给药血管选择及通路的建立。

2. 成人 PICC 的使用、维护及并发症处理。

3. 输液港的使用及维护。

4. 化疗相关不良反应的预防、评估及护理。

5. 化疗药物外渗的处理流程。

6. 放疗相关并发症的护理。

7. 介入治疗术后的护理。

8. 对终末期肿瘤病人进行死亡教育。

9. 为肿瘤病人家属提供支持及悲伤辅导。

四、教学方法

1. 临床讲授与实践。

2. 小组讨论。

3. 角色扮演。

4. 观摩等。

五、评价方法

1. 操作考核,满分为 100 分,≥80 分为合格。

2. 临床教学技能考核,满分为 100 分,≥60 分为合格。

3. 个案、综述、开题报告任选一项,满分为 100 分,≥60 分为合格。

六、教材及主要参考资料

1. 徐波,陆宇晗.肿瘤专科护理［M］.北京:人民卫生出版社,2018.

2. 肿瘤护理相关领域核心期刊、指南与标准。

七、教学进度表

培训模块	实践内容	授课学时	实践学时	总学时
一、肿瘤外科护理	1. 围手术期护理规范	6	18	48
	2. 术前造口定位及术后造口护理流程	1	3	
	3. 肿瘤病人肠内营养液配制	1	3	
	4. 肿瘤术后加速康复路径应用	2	6	
	5. 肿瘤术后常见康复锻炼方法	—	8	
二、肿瘤内科护理	6. 肿瘤病人常见症状评估与管理	4	12	72
	7. 化疗药物给药管理	4	16	
	8. 靶向治疗及免疫治疗不良反应的护理措施	1	3	
	9. 晚期肿瘤病人的沟通技巧应用	1	5	
	10. 晚期肿瘤病人家属的心理、精神支持措施	1	3	
	11. 肿瘤化疗病人健康教育	1	5	
	12. 肿瘤病人 PICC 维护流程	2	8	
	13. 便携式输液泵的配制方法及护理	1	5	
三、肿瘤放疗护理	14. 放疗的流程	1	3	16
	15. 放疗相关并发症的护理	—	10	
	16. 头颈部癌放疗病人的康复锻炼方法	1	1	
四、肿瘤介入护理	17. 介入导管室操作流程	1	3	12
	18. 介入治疗术后护理	1	7	

续表

培训模块	实践内容	授课学时	实践学时	总学时
五、PIVAS	19. 化疗药物配制环境及操作规范	1	3	4
六、护理门诊	20. 疼痛门诊管理流程	—	2	8
	21. 造口门诊管理流程	—	4	
	22. 静脉通路中心管理流程	—	2	
合计		30	130	160

（徐 波 陆宇晗 杨 红 王影新 于 媛）

助产士临床实践培训大纲

一、适用人群

专科助产士。

二、教学时数

临床实践部分4周,每周5天,8学时/d,总学时共160学时。

三、培训目标

完成培训后,学员能够:

（一）识记

1. 产房管理相关内容。

2. 孕产妇评估及高危因素识别。

3. 助产适宜技术相关内容。

4. 助产中紧急情况的处理方法。

（二）理解

1. 减少不必要干预的重要性。

2. 产程中人文关怀措施的意义。

（三）运用

1. 实施对孕产妇的评估、监测和护理。

2. 对低危孕产妇实施非药物镇痛。

3. 指导产妇自由体位分娩。

4. 对产后出血、新生儿窒息等紧急情况实施救治。

5. 实施新生儿早期基本保健。

四、教学方法

1. 临床讲授与实践。

2. 模拟操作。

3. 演示法。

4. 情景演练等。

五、评价方法

1. 操作考核,满分为 100 分,≥80 分为合格。

2. 专科讲课,满分为 100 分,≥60 分为合格。

3. 综述,满分为 100 分,≥60 分为合格。

六、教材及主要参考资料

1. 姜梅.妇产科护理指南［M］.北京:人民卫生出版社,2018.

2. 谢幸.妇产科学［M］.9 版.北京:人民卫生出版社,2018.

3. 姜梅,卢娶.助产士专科培训［M］.北京:人民卫生出版社,2019.

七、教学进度表

培训模块	实践内容	实践学时	总学时
一、产房临床实习	1. 产程管理	40	120
	2. 陪伴分娩	40	
	3. 分娩镇痛	20	
	4. 新生儿基础保健	20	
二、模拟处理肩难产	5. 肩难产处理流程	2	2
三、健康教育授课	6. 健康教育授课及考核	8	8
四、复苏演练	7. 新生儿复苏流程与考核	8	16
	8. 成人心肺复苏流程与考核	8	
五、急救桌面演练	9. 产后出血的急救桌面演练	8	8
六、助产士门诊	10. 助产士门诊实践	6	6
合计		160	160

（姜梅）

血液净化专科护士临床实践培训大纲

一、适用人群

血液净化专科护士。

二、教学时数

临床实践部分4周,每周5天,8学时/d,总学时为160学时。

三、培训目标

完成培训后,学员能够:

（一）识记

1. 体外循环密闭式操作基本原则。

2. 血液净化常用仪器的操作及故障处理。

3. 病情危重、突发情况的应急方案。

4. 血液透析病人传染病筛查与隔离技术应用。

（二）理解

1. 血液净化专科护士的专业价值。

2. 血液净化中心核心制度与护理质量标准。

（三）运用

1. 血液净化病人容量、透析充分性、营养评估技能。

2. 维持性血液透析病人急慢性并发症观察要点与护理措施。

3. 血液净化主要抢救护理技术。

4. 各类血管通路规范使用与评估方法。

5. 血液净化专科护理操作规范。

四、教学方法

1. 小组带教。

2. 小组讨论。

3. 情景模拟。

4. PBL（基于问题的学习）、CBL（基于案例的学习）教学查房等。

五、评价方法

1. 操作考核,满分为 100 分,成绩≥80 分为合格。
2. 专业讲课,满分为 100 分,成绩≥60 分为合格。
3. 个案报告、综述、开题报告任选其一,满分为 100 分,≥60 分为合格。

六、教材及主要参考资料

1. 向晶,马志芳.血液透析专科护理操作指南[M].北京:人民卫生出版社,2014.
2. 向晶,马志芳.血液透析用血管通路护理操作指南[M].北京:人民卫生出版社, 2015.
3. 马志芳,向晶.血液净化中心感染防控护理管理指南[M].北京:人民卫生出版社, 2016.
4. 林惠凤.实用血液净化护理[M].2 版.上海:上海科学技术出版社,2016.
5. 李秀华,孙红.专科护理导论[M].北京:人民卫生出版社,2018.
6. 陈香美.血液净化标准操作规程[M].北京:人民军医出版社,2020.

七、教学进度表

培训模块	实践内容	实践学时	总学时
一、血液净化中心护理管理	1. 血液净化中心护理管理制度与规范	4	72
	2. 血液净化专科护士专业能力	4	
	3. 血液净化中心护理质量监控	16	
	4. 血液净化中心风险管理与应急措施	8	
	5. 血液净化中心感染防控管理规范	16	
	6. 血液净化中心护理文书记录	16	
	7. 血液净化中心信息化建设与管理	8	
二、血液净化中心专科护理操作	8. 血液净化机器的使用与维护	16	72
	9. 血液净化专科护理操作	24	
	10. 体外循环与安全注射	24	
	11. 血液净化中心各种急救技术	8	
三、护理教学查房与病历书写	12. 特殊疑难病例分享	8	12
	13. 护理病历撰写	4	
四、专科操作训练与考核	14. 专科护理操作临床考核	4	4
合计		160	160

（向 晶　曹立云　夏京华　马志芳　符 霞　檀 敏）

精神卫生专科护士临床实践培训大纲

一、适用人群

精神卫生专科护士。

二、教学时数

临床实践部分 4 周,每周 5 天,8 学时 /d,总学时为 160 学时。

三、培训目标

完成培训后,学员能够:

(一)识记

1. 精神科护理核心制度。

2. 精神科各岗位的职责及工作流程。

3. 精神障碍病人的基础护理内容。

4. 常用精神药物治疗与护理。

5. 无抽搐电休克治疗的方法与护理。

(二)理解

1. 精神障碍病人的组织与管理。

2. 精神障碍病人的康复治疗方法。

3. 家庭访视的内容。

4. 出院指导的内容与方法。

(三)运用

1. 各种常见精神疾病的护理技巧。

2. 精神科常用操作技能

(1)约束带的使用。

(2)噎食的急救处理。

(3)自缢的紧急处理。

(4)无抽搐电休克治疗。

(5)护士自身防范。

3. 精神科风险评估

(1)精神障碍病人住院依从性、自杀、自伤、冲动、跌倒护理评估。

(2)精神障碍病人药物不良反应的评估。

4. 精神科意外事件的防范与护理。

四、教学方法

1. 临床讲授与实践。
2. 小组讨论。
3. 角色扮演。
4. 观摩等。

五、评价方法

1. 个案风险评估,成绩满分为 100 分,≥80 分为合格。
2. 健康教育讲课,成绩满分为 100 分,≥60 分为合格。
3. 个案报告,成绩满分为 100 分,≥60 分为合格。

六、教材及主要参考资料

1. 许冬梅,马莉.精神卫生专科护理[M].北京:人民卫生出版社,2018.
2. 陆林.沈渔邨精神病学[M].6 版.北京:人民卫生出版社,2018.

七、教学进度表

培训模块	实践内容	授课学时	实践学时	总学时
一、护理管理	1. 精神科护理工作制度	4	16	60
	2. 精神科各岗位的职责及工作流程	4	16	
	3. 病房质量管理	4	16	
二、临床技能	4. 常见精神疾病的护理技巧	4	16	100
	5. 精神障碍病人的基础护理	4	16	
	6. 精神科风险评估及意外事件的处置	4	16	
	7. 康复治疗与家庭访视	4	16	
	8. 精神科常用操作技能	4	16	
合计		32	128	160

（马 莉 安凤荣 邵 静 柳学华 许冬梅）

急诊专科护士临床实践培训大纲

一、适用人群

急诊专科护士。

二、教学时数

临床实践部分4周,每周5天,8学时/d,总学时为160学时。

三、培训目标

完成培训后,学员能够:

（一）识记

1. 急诊突发事件的应急处理实施方案。

2. 各种急危重症病人抢救技术和护理技术要点。

3. 各种生命支持类急救设备的应用技术要点。

4. 急救绿色通道的建立及流程管理实施方案。

（二）理解

1. 急诊专科护士的角色及职责。

2. 急诊护理核心制度内涵与标准。

3. 急诊安全实践的内涵和标准。

4. 常用临床资料（实验室检查危急值及心电图、影像学检查等的异常结果）。

（三）运用

1. 急诊预检分级和病情评估技能。

2. 急危重症救治技能的临床应用及护理配合（例如：气管插管技术、支气管镜检查术、亚低温治疗技术、复温技术的配合、心脏起搏技术、血流动力学监测、CRRT、骨髓穿刺、紧急经皮气切技术、各种氧疗工具的应用等）。

3. 各种生命支持类急救设备应用技术的实施（例如：心肺复苏机、除颤器、监护仪、输液泵、注射泵、呼吸机、简易呼吸器等）。

4. 感染管理及职业防护技术的临床应用。

5. 急危重病人抢救程序和护理措施（重点：创伤的评估与处理、急性心肌梗死经皮冠脉介入术流程、缺血性脑卒中溶栓流程、各种中毒救治流程、危重孕产妇救治流程、危重病人安全转运等）。

6. 掌握心肺复苏（CPR）技术、除颤技术、洗胃技术、包扎技术、机械通气病人吸痰技术等。

四、教学方法

1. 临床讲授与实践。
2. 小组讨论。
3. 操作演示。
4. PBL 教学查房。
5. 情景模拟等。

五、评价方法

1. 操作考核：CPR 技术（包含简易呼吸器使用技术）为每名学员必考项目。除颤技术、机械通气病人吸痰技术、洗胃技术、包扎技术为抽考项目，每名学员从中抽考一项。每项操作满分均为 100 分，≥80 分为合格。

2. PBL 教学法案例分析汇报：每名学员单独完成一份 PBL 教学法案例分析报告，满分为 100 分，≥80 分为合格。

3. 个案报告、综述、开题报告任选其一，满分为 100 分，成绩≥60 分为合格。

六、教材及主要参考资料

1. 朱华栋，于学忠. 急诊气道管理共识. 中华急诊医学杂志［J］. 2016，25（6）：705–708.
2. 中华医学会心血管病学分会肺血管病学组. 急性肺栓塞诊断与治疗中国专家共识（2015）. 中华心血管病杂志［J］. 2016，44（3）：197–211.
3. 金静芬，刘颖青. 急诊专科护理［M］. 北京：人民卫生出版社，2018.
4. 中华医学会神经病学分会. 中国急性缺血性脑卒中诊治指南 2018. 中华神经科杂志［J］. 2018，51（9）：666–682.
5. ASHISH R，JASON A，MICHAEL W，et al. Part 3：Adult Basic and Advanced Life Support［J］. Circulation，2020，142（suppl 2）：S366–S468.

七、教学进度表

培训模块	实践内容	实践学时	总学时
一、急诊分诊	1. 急诊流程（含绿色通道）及分诊内容	8	16
	2. 分诊思路及相关评估技能	8	
二、急诊抢救室	3. 急危重症病人的抢救程序	8	40
	4. 危重病人的急救护理技术	16	
	5. 抢救室仪器设备的管理与应用	8	
	6. 突发事件管理	4	
	7. 临床检验结果与危急值判读	4	

续表

培训模块	实践内容	实践学时	总学时
三、监护室	8. 急危重症病人的管理与护理程序	16	40
	9. 危重症护理技术与监护室的管理	12	
	10. 监护室仪器设备的管理与应用	8	
	11. 临床检验结果与危急值判读	4	
四、急诊观察室 / 急诊病房	12. 急诊观察病人的管理与护理程序	4	28
	13. 留观病人的护理技能及护理技术	16	
	14. 观察室仪器设备的管理与应用	4	
	15. 临床检验结果与危急值判读	4	
五、案例分析汇报	16. PBL 教学法案例课件制作	12	16
	17. PBL 教学法案例分析汇报	4	
六、临床技能操作	18. 临床技能操作培训	16	20
	19. 临床技能操作考核	4	
合计		160	160

（金静芬　刘颖青　封秀琴　王飒　周文华　葛宝兰　陈水红　王爽）